Preparada

Preparada
Cómo afrontar, con serenidad, una vida sin perspectiva

María Bosser

Prólogo de Eva Millet

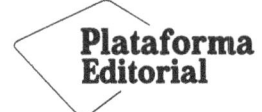

Primera edición en esta colección: mayo de 2024
Segunda edición: junio de 2024

© María Bosser, 2024
© del prólogo, Eva Millet, 2024
© de la presente edición: Plataforma Editorial, 2024

Plataforma Editorial
c/ Muntaner, 269, entlo. 1.ª – 08021 Barcelona
Tel.: (+34) 93 494 79 99
www.plataformaeditorial.com
info@plataformaeditorial.com

Depósito legal: B 5627-2024
ISBN: 978-84-10079-81-6
IBIC: BG

Printed in Spain – Impreso en España

Diseño de cubierta:
Sara Miguelena

Realización de cubierta y fotocomposición:
Grafime

El papel que se ha utilizado para imprimir este libro proviene
de explotaciones forestales controladas, donde se respetan
los valores ecológicos, sociales y el desarrollo sostenible del bosque.

Impresión:
Arteos Digital S. L.

Índice

Prólogo

Conocí bien a María Bosser en nuestro último año de escuela. Quiero recalcar que la conocí bien porque hasta ese entonces la conocía solo de vista, de «hola y adiós», de cruzarnos por los pasillos del colegio y encontrarnos en la cola del comedor, poco más.

Entre nosotras existía ese abismo insalvable de antaño en la que una iba al A y la otra, al C. Las diferentes clases, esas divisiones tempranas e inamovibles de la infancia, nos mantuvieron distanciadas durante la primaria y la secundaria.

Sin embargo, en el último curso —entonces Curso de Orientación Universitaria (COU)—, las cosas cambiaron: en nuestra escuela hubo una desbandada a otros centros (en los que, supuestamente, «te preparaban mejor» para la evaluación de la selectividad), y mi adorado grupo de amigas se marchó, en masa, a otro colegio.

Me quedé sola, fané y descangayada, como dice la canción de Gardel. Mi desazón se debía, en parte, a que había pasado unos años complicados que incluyeron la relación con un novio tóxico que boicoteó mi vida social. Afortunadamente, me había desembarazado de él semanas antes de empezar el curso. Así que, por un lado, me sentía fuerte e ilusionada. Pero, por otro, estaba aterrorizada. Pero allí estaba María, en mi misma clase, al rescate. Alta, esbelta y sonriente con esa entereza y ese equilibrio que entonces ya poseía. Solo había que estar con ella unos minutos para entender que era cien veces más madura que el resto de nosotros y que derrochaba empatía, un concepto que en ese entonces no sabíamos muy bien qué significaba. María tuvo esa empatía conmigo desde el minuto uno; ella no se acuerda, pero yo sí. Durante aquel curso crucial, fue mi pilar en la escuela. Nos convertimos en amigas y viví de primera mano su generosidad y sensibilidad.

Nunca olvidaré el pastel, salpicado de fresones relucientes, con el que me recibieron por sorpresa en su casa el día que cumplí los dieciocho años. Fue una fiesta extra e inesperada, en la que María, su madre, algunos de sus numerosos hermanos y nuestras amigas en común, Paula y Herminia, me cantaron el *Happy Birthday*. Sospecho que ninguna se acuerda de aquel momento, pero para mí fue importante: lo conservo como una memoria preciosa. Esos recuerdos que, como escribe María, se convierten en pequeños tesoros, indispensables para tirar adelante en la vida cuando las cosas se ponen difíciles.

Acabó el curso, ambas aprobamos la evaluación de la selectividad, empezamos a estudiar nuestras respectivas carreras y nuestras vidas divergieron. Supe que María se casó con Joan, del que ya estaba enamorada en el COU. También supe que primero se dedicó a la moda y, más tarde, a las flores. No me sorprendió: recuerdo su habilidad en las clases de plástica y el pastel artesanal de cumpleaños que cocinó, rojo y perfecto. Me enteré de su ir y venir por el mundo y que era madre de dos hijos. Yo también iba y venía, y también tuve dos hijos, pero ambas vivimos en realidades muy distantes durante años.

Sin embargo, cuando nos reencontramos, ya en Barcelona, tardamos exactamente dos segundos y medio en conectar de nuevo. Pese a los estragos que puede causar una enfermedad como la suya, María seguía siendo la amiga llena de luz de décadas atrás: una mujer serena, madura y, a la vez, divertida. Tenía mucho sentido del humor y era la bailarina más animada en las fiestas.

Cuando me pidió ayudarla a ordenar sus memorias, escritas a trompicones durante estos casi ocho años de enfermedad, no dudé ni un instante. Para mí, ha sido un privilegio poder estar con ella, compartir cafés con leche, reuniones de Zoom, risas, conversaciones y confidencias.

En estas sesiones, la he conocido aún mejor. Me sigue asombrando la calma que transmite, pese a lo mal que lo ha tenido que pasar y al tiempo dedicado a ir al hospital desde 2016 (en promedio, ha ido uno de cada tres días en estos últimos ocho años). También me admira esa domesticidad, ese sentido práctico que ha aplicado a la hora de encarar su enfermedad. Solo una mujer como María Bosser es capaz de escuchar un diagnóstico tan aterrador como el que recibió en julio de 2016, esperar una semana entera hasta revelarlo y, entretanto, alternar el shock de una noticia así con la vida cotidiana: las compras en el supermercado, la tortilla de patatas para sus hijos y sus amigos (que le salió buenísima), subir a la Costa Brava y preparar la casa para el verano. Detrás de este sentido práctico y esta ausencia de dramas, hay un factor clave: su espiritualidad. María es creyente, lo que en situaciones como la suya puede considerarse una suerte, aunque ella despacha esto último con un contundente: «Creo en Dios, pero no le pido que me cure». Ha sido educada en la religión católica, aunque la suya es una fe ecuménica. Cree en Dios tanto como cree en la escultura de Jaume Plensa que la recibe cuando llega al Hospital Clínic, cree en el efecto terapéutico y espiritual de nadar en el mar, pasear por el bosque resplandeciente de rocío y confiar en la bondad de las personas, aunque sean extraños.

Ya antes de llevar a cabo este proyecto, al leer sus textos de Instagram y coincidir con ella en un par de ocasiones (con enormes muestras de alegría por mi parte), entendí que María había trascendido. Que, tras estos años de enfermedad y de sufrimiento (aunque ella evite esta palabra), había llegado a otra dimensión. Los católicos la llaman santidad. Los hinduistas, nirvana. Yo soy agnóstica, así que no puedo explayarme más, pero sí puedo decirles que su presencia proporciona paz a toneladas. No me sorprende que triunfe en el Clínic, donde ejerce de voluntaria, entre tratamientos y analíticas.

María, como asegura sin pestañear, está preparada para lo que tenga que venir. Pero, en este largo y tortuoso camino, no ha arrojado a la cuneta sus ganas de diversión y de disfrutar de la vida, le quede lo que le quede. Si a esta actitud le sumamos una energía inaudita, tenemos escenas como esta: en uno de nuestros encuentros, cuando le pregunté sobre su fin de semana, me contó que fue a pasear con Joan, su marido, por la avenida Portal de l'Àngel, la calle más comercial y concurrida de Barcelona. Se maravilló ante la actuación de una banda de *jazz* callejera y, ni corta ni perezosa, se lanzó a bailar. Me mostró el video: lleva un chaquetón y un gorro blanco, calado hasta las orejas, y baila. Baila feliz, como si no hubiera un mañana.

EVA MILLET

I.
Diagnóstico

Ciudad de México. Verano de 2016

Combino la cantidad de trabajo con días llenos de actividades lúdicas. Marc, mi hijo mayor, viene a trabajar dos meses a Ciudad de México y organizamos más cosas de lo habitual. Soy florista y en mi taller me encuentro ultimando los detalles de una boda.

Un día antes de irnos de vacaciones, a mediados de junio, me hago un chequeo. Joan, mi marido, trabaja en una multinacional y las revisiones anuales son parte del seguro médico de la empresa. Hago las pruebas rutinarias sin pensar demasiado, solo tengo una ilusión: al día siguiente nos vamos a La Paz, la capital del estado de Baja California. Unos amigos nos habían propuesto apuntarnos a una travesía en goleta por el mar de Cortés, y ahí estábamos.

Fueron cuatro días sin apenas wifi, navegando por un mar plácido, sin gente, divisando esos paisajes tan únicos. La tierra blanca, las montañas rojizas, los cactus gigantes, y unas aguas cristalinas, de las que emergían rayas aleteando para desovar y en las que podías ver, desde islotes con leones marinos, a peces globo meciéndose cerca de la orilla.

Nunca había podido estar tan cerca de la brisa, de la noche, de la luna, de esos amaneceres en los que cada uno se organiza en plena libertad. Sintiendo la fuerza de la naturaleza, con esos colores y sombras, esos dibujos imposibles, respiré como nunca y disfruté del grupo y de Joan, al que vi como hacía años que no veía.

Nadábamos hacia la costa cada día, y una noche bailamos viendo las estrellas en un mar donde nada se movía. Yo pensaba que estaba en plena forma, pero me cansaba y no sabía por qué. De todos modos, siempre conseguía llegar a la playa.

Regresamos de Baja California y preparé todo para la visita anual a España. El jueves 15 de julio, justo un día antes de volar con mis hijos a Barcelona, decidí ir a buscar los resultados del chequeo.

Después de una hora revisando con la doctora unos datos en los que «no había nada especial que comunicar», hay una última frase en la que me comenta la existencia de «unas células aisladas» que hay que revisar. Le digo que lo veremos a mi vuelta, pero ella me aconseja que es mejor que lo revise en el lugar a donde vaya. Cuando le pregunto el porqué de la urgencia, me reconoce que se han equivocado al no avisarme antes y que lleve los resultados a un médico en cuanto llegue a España.

Me quedo relativamente preocupada. Me acuerdo de la gran cantidad de atún crudo que había comido últimamente, algo nuevo en mi dieta. Quizá, pensé, ese alimento había alterado mi sistema.

Preparé la maleta. Al día siguiente, llegamos al aeropuerto con más tiempo de lo previsto y, desde allí, mandé los análisis al hospital donde mi padre había fallecido dos años antes. Me citaron para el lunes siguiente.

Llegamos a España un sábado. Mis hijos habían quedado con amigos para ir a uno de esos conciertos multitudinarios del verano. Yo me dispongo a organizar el fin de semana y mi hermana me deja su coche. Le comento lo mal que funciona, que se me cala cada dos por tres, pero luego descubro que no era el coche: eran mis pies, que estaban completamente amoratados. No sabía que casi no tenía plaquetas y ya no coordinaba.

El lunes voy al médico, en el Hospital Quirón de Barcelona. Voy sola. Me diagnostican una leucemia aguda mieloide: un tipo de cáncer que provoca que la médula ósea produzca grandes cantidades de células sanguíneas anormales. No solo eso: hay también una alteración de tres cromosomas. Es una enfermedad rara. Más tarde, me informan que en el mundo no había ni cien casos registrados y que, además, no son iguales entre sí.

No saben qué va a pasar, me dicen los médicos. Debo ingresar de inmediato en el hospital. Pese a su insistencia, consigo *negociar* con ellos los siguientes días para organizar mi vida y a los míos.

Veo clarísimo lo que tengo que hacer: esperar a que mi esposo llegue de México esa semana para poder contárselo todo, y celebrar mi cumpleaños con la familia. Entretanto, no digo nada a nadie. Y sigo con la vida normal. Mi obsesión es no dejar de atender lo que tengo que hacer esa semana.

Un día conduzco hasta la Costa Brava y vamos a la compra con mis hijos y sus amigos. Hago una de mis mejores tortillas de patata. ¡Todos disfrutan! Otro día, en Barcelona, me voy a comer con mi madre y me saben a gloria unas tostadas con jamón serrano. Después de la comida, me lleva en moto para coger un autobús en dirección a Girona. Estoy terminando de supervisar la decoración de un apartamento. Recuerdo estar sentada durante el viaje junto a un chico de Marruecos que venía de comprar una caja de rosas de tallo largo para poder venderlas. Nos apoyamos las cabezas el uno con el otro. Nos acompañamos en ese trayecto, que no deja de dar curvas por los pueblos antes de llegar. Cuando él se baja, nos despedimos, deseándonos lo mejor. El resto del viaje, respiro y pienso.

Mientras tanto, me van citando en el hospital. Cada día que pasa mi diagnóstico se complica. A veces, ante las noticias, las lágrimas me resbalan por las mejillas.

Sigo sin decir nada a nadie. Estoy a la espera de que llegue Joan.

Joan. 1983

Tengo quince años. Estoy saliendo de la escuela y Berta, mi amiga y compañera de clase en el último año, me pregunta: «¿Sabes que Joan, mi hermano, va a ir a tu casa a darle clases a tu hermano?». Me giro y lo veo sobre una motocicleta de color naranja. ¡Jamás había visto a un hombre que me gustara más! Facciones rectangulares, nariz prominente, cuello con nuez remarcada, rubio, alto y con aspecto de saber a dónde va, a toda velocidad.

El día de la semana que Joan venía a casa, yo hacía lo imposible para abrir la puerta y verlo antes de que se fuera. En varias ocasiones entraba en el salón donde él daba clase a mi hermano y simulaba coger un tomo de la enciclopedia. Cuando me cruzaba con él en la portería, se me disparaba el músculo de la mejilla de lo nerviosa que me ponía. Cruzarme con él era lo máximo.

Pese a ello, durante los cinco años siguientes, apenas lo vi: él era casi siete años mayor que yo y se fue a estudiar al extranjero. Sin embargo, cuando venía a Barcelona, cada Navidad, siempre venía a saludar a mis padres, que lo adoraban. En alguna ocasión, salíamos juntos a pasear. Joan quería ir por el centro de Barcelona, pero yo apenas conocía sitios interesantes donde tomar algo. Las conversaciones fluían regulín; imagino que esperaba más intelecto de mí. De todos modos, cada vez que venía, seguía pidiéndome dar esos paseos.

Yo me había graduado del colegio y estudiaba moda. Recuerdo que cuando acabé mi tesina y presenté mi primera colección, Joan se ofreció a ayudarme con las fotografías. Él era un muy buen fotógrafo, con su réflex y sus diferentes objetivos y filtros. Pasamos el día en el parque de la Ciutadella fotografiando las prendas del desfile. Ese día mi madre me había prestado su coche para cargar las cosas. Era un coche muy grande, que se adecuaba a nuestra familia numerosa. Yo sufría con la posibilidad de que se me calase en las subidas y en los arranques; Joan y su familia son conductores de primera.

Cuando nos paramos frente a su casa, en la calle Muntaner y en mitad del tráfico, él descendió del coche. Me pareció que, en su rápida despedida, al besarme, buscó un trocito de mis labios. Recuerdo ese momento en la calle Muntaner como uno de los más felices de mi vida.

Mi primera colección de moda fue infantil, de punto, algodón y tejidos planos, que es el más antiguo y usado de todos los tejidos. Estaba inspirada en *Los nenúfares*, de Monet. En el desfile, con música góspel de Aretha Franklin, mezclé la oscuridad de los estanques con niños vistiendo la colección: la vida firme, tosca y sombría del mundo urbano se combinaba con los nenúfares, que se abrían paso. Los niños representaban el renacer y la vida. Era un total de doce críos, que salían a escena dentro de unas hojas gigantes, que también confeccioné yo. Habíamos ensayado y todos sabían a la perfección sus entradas y su recorrido, pero redujeron los minutos del pase y mis niños salieron confundidos. Igualmente, todos desfilaron orgullosos, deliciosos con sus portes. Fue precioso. Justo antes de acabar el desfile, Joan llegó apurado desde Madrid.

Los siguientes días, mientras él esperaba el visado para irse de nuevo a estudiar a Estados Unidos, los pasamos desplazándonos en una moto de trial por toda la ciudad. Visitamos el barrio Gótico y, en la catedral, nos dimos el primer beso. Paseamos en la golondrina del puerto, bailamos en el Teatro Apolo, entramos en *pubs* y bares… El día antes de su marcha, hubo tiempo para ir a una excursión a Montserrat. Recuerdo el coro, las velas y la belleza a mi alrededor. Al volver, Joan me dejó en una calle cerca de su casa. Se despidió con un «¡hasta dentro de siete meses! ¡Consigue tu beca para Inglaterra!».

* * *

Joan y yo proyectamos nuestra boda para el 19 de septiembre de 1992, después de las Olimpiadas de Barcelona. No puedo recordar mejores días en la ciudad: los eventos, la inauguración y la clausura. Un sueño hecho realidad.

Nuestro amor había sido a distancia: él había trabajado en Estados Unidos y yo me había diplomado en diseño de moda. También viví en el extranjero; en efecto, conseguí una beca y me fui a la Universidad de Winchester, en Inglaterra. Gracias a ese cuarto año pude obtener una licenciatura. Vivía en una casa del pueblo compartida con dos estudiantes más. Estaba recubierta de moqueta, muy oscura y no había aspiradora, así que se me ocurrió ponerme cinta adhesiva en los dos puños de las manos y, a gatas, limpiar mi espacio. ¡Funcionó bastante bien! Sin embargo, lo peor era el frío, ¡dormía con guantes y gorro de lana! Para no tener que bajar las escaleras cuando quería ir al baño, me instalé un orinal con tapa en la habitación. En la ducha, me sumergía estirada en el apenas medio palmo de agua caliente que generaba la caldera. Obviamente, no duraba ni cinco minutos dentro. De todos modos, ¡disfruté tanto de mis tiempos en los telares fabricando y confeccionando tejidos!

Hasta que, un día, recibí un telegrama de Joan: «*I need you telephone number*».

Primero, ingenua de mí, entendí que me decía: «*I need you*», pero pronto me di cuenta de que se había olvidado de poner la *r* después del *you*. Le envié mi teléfono de la universidad y empezó nuestro noviazgo virtual en aquella época sin móviles. Avisé a todos los puntos de recepción del *college* que, si me llamaba Joan, me avisasen por megafonía.

Un día vino a verme por sorpresa a Winchester y formalizamos de palabra nuestra relación de amor. Luego lo comunicamos a la familia.

En Barcelona, Roser, la madre de Joan, hizo una cena para celebrar junto a mis padres el compromiso.

Él me dio el anillo en una cajita, colocada dentro de una lata vacía de Coca-Cola, la empresa para la que trabajaba. Me pidió que nos casáramos en Can Galzeran, la masía de siglo XVI de su familia ubicada en Canyamars. Estuvimos meses trabajando, incluso durante los fines de semana, para preparar la casa y la boda: arar con tractor, hacer vallas, realizar el trabajo de carpintería y electricidad… ¡Joan sabía hacer cada cosa! Además, cortó troncos caídos para construir las bases de los espectaculares centros de flores que hizo mi madre (¡y se los llevaron todos!). También lijamos las vigas de techo, las tratamos, encalamos… Yo me acoplé a buen ritmo y cosí una gigantesca carpa para cubrir la zona de baile. Comíamos, a las tantas, los guisos que Roser preparaba. Al final, el vestido de novia casi no me abrochaba.

Todo implicó gran cantidad de decisiones y trabajo, pero, también, muchísima ilusión. El resultado: una de las bodas más bonitas jamás imaginadas. Hubo góspel en directo con el cantante Lotti Lewis y un espectáculo divertidísimo sobre nuestras vidas, organizado por Berta, la hermana de Joan, e interpretado por todo el grupo de amigos del colegio y sus parejas.

Después de la boda, nos fuimos de luna de miel a Australia y Nueva Zelanda. Joan había estado tres años sin vacaciones para tomar las cinco semanas del viaje de novios. En principio, el destino era una sorpresa, pero en el mostrador del aeropuerto a la azafata se le escapó que el equipaje iba directo a Sídney. Como compensación, ¡nos permitió ir en primera clase! No me lo podía creer; en ese entonces yo apenas había viajado.

Joan es muy aventurero y Australia le entusiasmó: nos cruzamos con un cocodrilo, nadamos con tiburones, nos perdimos en la selva y fuimos rescatados por *rangers,* que nos llevaron en su helicóptero sin puertas como si fuese una libélula gigante. ¡Incluso hicieron un *looping*! Joan y yo nos agarramos a lo que pudimos, como dos pulpos. Todo era emocionante, quizás demasiado para mí. Durante una inmersión, cerca de la Gran Barrera de Coral, viendo los tiburones, entré en pánico. Inmediatamente, el instructor me dijo que saliera. De todos modos, pude disfrutar de la Gran Barrera de Coral practicando *snorkel*. Era como una película: esos colores, esas formas, esa fauna marina inaudita. ¡Vi a Nemo y Doris por todas partes! Fue una luna de miel trepidante e inolvidable.

Joan regresa a Barcelona. Verano de 2016

La mañana del sábado 22 de julio de 2016 me siento en la cama junto a Joan, lo miro. Había llegado de México la noche anterior, pero, como era mejor que aguantarse unas horas más por el cambio horario, habíamos salido a cenar con las amigas de Cris que estaban en casa. Opté por no decirle nada esa noche y disfruté de la cena; todo fue agradable.

Ahora estoy a su lado, con las piernas cruzadas y erguida como un palo. Lo miro de nuevo. Despacio, le digo que tengo que explicarle una cosa importante. Al principio, Joan no me oye; el *jet lag* y el agotamiento hacen que esté profundamente dormido. Al darme cuenta, añado adjetivos más terminantes a mi historia. Entonces, Joan despierta de la nebulosa del sueño y se incorpora atónito. No da crédito a lo que le digo.

Fue la primera persona a la que le conté que tengo una enfermedad grave.

Todavía hoy muchos me preguntan por qué tardé tanto y cómo he mantenido una actitud más bien tranquila desde entonces. Ahora pienso que, para mí, la noticia de mi enfermedad me puso en una especie de dimensión diferente. Fue como si me hubieran detenido la vida y hubiese cambiado de perspectiva. Fue un shock, sí, pero, a la vez, me dio una sensación de descanso, de distensión e, incluso, me atrevería a decir que de serenidad. Aunque no soy nada mística, sentí una paz interior brutal: tuve una aceptación espiritual que iba más allá de lo terrenal; era algo intangible que me permitió sobrellevar la situación sola. Durante todos esos días, no necesité a nadie: me sentí bien con la introspección, por eso pude aguantar una semana sin decir nada hasta que llegó mi marido de México y, ya con la noticia procesada, se la comuniqué.

Otra cosa que recuerdo cuando me dijeron que me podía morir fue pensar: «Qué suerte haber vivido tantos años». Sentí que ya había hecho muchas cosas y que había luchado mucho. Estaba también marcada por un episodio terrible que me influyó en ese momento: en 2012 las hijas de unos muy buenos amigos nuestros habían fallecido en un accidente de coche; eran cuatro niñas que tenían entre dieciocho y diecinueve años. Demasiado jóvenes. Así que cuarenta y siete años me parecían muchos años.

* * *

Joan enseguida quiere hablar con algún médico. Juntos vamos a ver a la doctora. Se confirma la gravedad de la enfermedad y la necesidad de un trasplante de médula.

En aquella primera consulta, la doctora también le dice: «Lo que tiene tu esposa es muy grave y requiere ingresar como paciente de inmediato. Es bajo vuestra responsabilidad el que tardéis más». Pero yo le convencí de esperar hasta el lunes y celebrar mi cumpleaños en la terraza del apartamento de mi madre, en la costa, con algunos hermanos y otros familiares. Era importante pasar tres días de normalidad antes de iniciar una nueva vida.

Así lo hicimos. Ese lunes de finales de julio de 2016, ingresé en el Hospital Quirón, bronceada y estupenda, con el cabello recogido en una coleta. Como me dijo un amigo: «Todo parece una broma». Pero no, no era una broma. Ahí empezó todo. Hasta que se llevara a cabo el trasplante, inicié la quimioterapia. Pasaría allí los siguientes seis meses de mi vida.

II.
El hospital

Llevo varios meses ingresada en el Hospital Quirón de Barcelona. Gracias a la quimioterapia han logrado eliminarme la alteración de dos de los cromosomas que hacen que la leucemia sea tan rara. Pese a ello, voy a ir al trasplante de médula con un cromosoma que, al inicio, era «bueno», pero que se había contagiado de la memoria de los otros dos malos.

Es muy difícil encontrar el momento adecuado para el trasplante, pues depende del donante, la compatibilidad y el punto justo en el que tiene que estar tu médula enferma. Si estos tres factores se alinean correctamente, se logra que la nueva médula se conecte y funcione como un buen motor.

Yo tengo no uno, sino dos donantes. En mi familia todos quisieron serlo y se hicieron las pruebas. Resultó que mi hermano mayor, Paco, y mi hermano pequeño, Albert, eran compatibles casi al cien por cien. El mayor, algo más compatible, por el grupo sanguíneo. Así que lo escogen a él.

Como Albert también quería darme algo de su propio ser, durante aquellos primeros meses fue mi donante de plaquetas. Las plaquetas son células preciosas, son como el oro:

cuesta mucho extraerlas, pero suben la inmunidad del enfermo y te ayudan a seguir bien. Las de mi hermano pequeño eran las que mejor me funcionaban y él siempre estuvo dispuesto a darme lo que necesitaba.

Siento un agradecimiento eterno hacia mis dos hermanos y mi familia, que se ofrecieron a ayudarme: mi hermana Laura, como siempre resolutiva y dispuesta; mi hermano Marc, poniéndome al día de cualquier novedad; mi hermano Enric, compartiendo sus conocimientos del mundo floral y sus hermosas composiciones con la guitarra (intento aprender, con él, pero solo alcanzo a tocar *Romance anónimo*, y saturo a todo el mundo, incluso a mí, con tantas repeticiones). Agradezco a mi hermano Jordi, Toti, un fotógrafo maravilloso; a mi madre, Carmen, mi ángel de la guarda; a mis cuñadas y cuñados, sobrinos, primos; a mi suegra, mis tías y mi tío... Todos saben qué hacer y cómo estar. Siento cómo me arropan, brindándome un profundo bienestar.

Los Bosser Vidal somos siete hermanos. Yo soy la segunda. Como su padre y su abuelo, mi padre se dedicaba a la industria textil. Mi vida familiar fue muy disciplinada, sobre todo en los horarios. Aunque hubiéramos salido hasta las cinco de la mañana, a las nueve todos nos levantábamos, y ya te recomponías como podías. Además, si no estabas en la mesa a la hora que tocaba, mi padre te decía que ya no te sentabas (aunque es cierto que luego te dejaban algo en la cocina). Con tanta gente, lo que no podías hacer era tener un desorden.

Mis padres se esforzaron para que, en nuestra infancia, nos divirtiéramos y fuéramos felices. De pequeños, mi madre lo hacía todo, pero, cuando crecimos, empezó a trabajar fuera de casa. El trabajo es su válvula de escape. Siempre ha tenido pasión por lo artesano y, para mí, es una gran creadora: en la empresa familiar, Bossvi Barcelona, hace los mejores arreglos florales posibles. Mi madre y yo nos parecemos porque, como tantas mujeres, hemos trabajado con dedicación dando lo máximo de nosotras, a cambio, varias veces, de muy poca visibilidad. La pasión por el trabajo nos reporta gran alegría. Solemos detectar y compartir lo que es hermoso con profesionalidad y delicadeza.

Ella me fascina por el ser tan humano que es. Tan entregada, tan sensible con sus acciones, tan sigilosa y profundamente atenta. Responde a cualquier necesidad de atención y logística. En la enfermedad, sabe sorprenderme con esos mimos que convierten el día en uno para recordar. Sabe acompañarme con calma, aunque la delatan esos momentos de dudas y su necesidad de escuchar buenas noticias y mejorías en mi salud. En aquellos primeros meses, tras el diagnóstico, su tristeza y angustia se manifiestan en una alopecia acelerada y en un insomnio que nunca desvela, pero que se hacen evidentes. Un rostro cansado, unas arrugas que dibujan y delatan una pena que jamás exterioriza.

Recuerdo que, en esas primeras semanas de quimioterapia, ingresada en Quirón, mi madre se apresuraba a llegar de su trabajo para traerme pijamas y gorritos limpios y darme un beso. Admiro su fuerza y dedicación: aun agotada, subía a verme dos veces cada día. Al mediodía, lo que más le gusta es descansar en la hora de la comida con los pies en alto. Si yo estoy adormecida, ella ve el programa del *Corazón* en la tele mientras bebe una Coca-Cola con un bocata de jamón serrano y una chocolatina. En la intensidad de los cuidados nos entendemos muy bien.

Con mi padre también nos entendimos, aunque, de niña, yo era un poco la que le debatía todo diciéndole «¿Y esto por qué?». Aquello le molestaba, pero creo que el que le llevara la contraria le agradaba porque se sentía identificado conmigo. Me adoraba. Viajaba mucho con él cuando iba a las ferias de textil y moda para ayudarlo en el montaje de los estands. Todo aquello era muy divertido para mí, además de interesante. Había un gran equipo y tengo muy buen recuerdo de esos viajes.

Mi padre pretendió delinearles a todos sus hijos sus carreras y formación. Yo quise ser abogada (me encantaba la serie de *Perry Mason*), farmacéutica y, en especial, enfermera. Sin embargo, mi padre diseñó mi futuro con base en lo que él creía que era mejor. Me dijo que me dedicara a la confección porque en la fábrica de la familia habría una sección para mujer y niños y que me podía dedicar a ellas y… entonces, la pifié al hacerle caso.

Escondido en un físico corpulento, mi padre tenía un corazón inmenso. Murió en febrero de 2014 de un cáncer de pulmón. Recuerdo, cuando se iba, susurrarle al oído que cuidara de las niñas.

Ya no está, pero siempre lo sentiré cerca. Ahora, soy yo la

que está enferma. Cómo no entender ahora sus inquietudes, sus ganas de nada, sus hinchazones, sus dolores, su malestar indescriptible; sus noches interminables de insomnio en el sofá. Cuántas veces le animábamos y él nos miraba de reojo. Ahora entiendo la imposibilidad de explicar lo invisible.

* * *

El trasplante lo van a hacer en el Hospital Clínic o en el Hospital Vall d'Hebron, seguramente los dos hospitales públicos más importantes de Barcelona. Mientras espero que llegue ese día, mi nueva vida discurre en Quirón, donde me someto a tratamientos de quimioterapia.

En esas semanas de espera, ¡recibo tantas muestras de cariño de amigos y familiares! Un faro de luz, cuadros, poesías, amuletos, dibujos, fotografías, cartas deliciosas, libros apasionantes, echarpes, bolsos, semillas, discos, audios con los mejores sonidos de la naturaleza, meditaciones de audio de Deepak Chopra, pulseras, Vírgenes de diferentes lugares, rosarios, gorros, los mejores productos de desinfección e higiene… Mimos y detalles de todo tipo, que han sido compañeros en todo mi recorrido. Además de la familia, los amigos de aquí y allá han estado y están conmigo, siempre pendientes, incansables, acompañándome en absolutamente todo. ¡Son también mi mejor medicina!

Durante esas semanas de tratamiento, si me puedo levantar, hago un mural con lo que me hacen llegar: me encanta pasar el rato recomponiéndolo en mi habitación y colgando los regalos, tan delicados y significativos, de mis seres queridos. De este modo, me siento muy acompañada. Me llega el amor de cada uno.

Siempre me ha gustado cuidar de mi entorno y de mí misma. Es algo indispensable. Incluso en el hospital, me organizo para vestirme con algo que me motive. Veo la importancia del «estilismo» —si se puede decir así— a nivel personal; cuido mucho qué me pongo y cómo me lo pongo. Quizás magnifico algo muy simple, pero me sienta bien. Hago lo imposible por gustarme, sea con turbantes o sin ellos, con los tonos que creo que me favorecen más. Me pongo pañuelos, gorros, diferentes estilos de pijama (por obligación, con abertura delantera). Busco ese colorete que no es dañino, ese lápiz que permite dibujarte las cejas y que los médicos no contraindican, etc. ¡Qué importante es cada detalle! Miro en Internet, pero me gusta más ingeniarme mis *looks* y disfrutar también de esa parte creativa que me hace tan feliz. Sentirme vestida, perfumada, hidratada. No dejo nunca de arreglarme los pies, que son grandes y poco femeninos, pero a mí me dan la vida. Con ellos siempre he podido impulsarme en el agua, equilibrarme en escaleras para los montajes, aguantar físicamente las jornadas…

Para mis constantes bajadas a las salas de quimioterapia, me dejaban usar mi agua de colonia. Aunque es muy discreta, las enfermeras, gracias al olor, sabían por dónde andaba y, siempre que podían, me buscaban y venían a saludarme.

¡Adoro a las enfermeras! ¡Qué importantes son, Dios mío!

La calidez humana que transmiten te regala un bienestar inmenso. La profesionalidad en su trabajo es el todo. Te permiten comentarles cualquier tema, están siempre pensando en cómo te sientes física y psicológicamente. Son tu termómetro, empatizas con ellas y sientes una complicidad que te da sosiego y control de tu ser. Esta felicidad también me la dan las señoras que se ocupan de limpiar mi espacio. Con espontaneidad te comentan cualquier cosa que ven en ti todos los días; son grandes observadoras. Sonríen, intuyen cómo te encuentras y mejoran tu estado de ánimo.

¡Creo que yo hubiese sido una excelente enfermera! Cada vez que me he mudado he intentado estudiar enfermería, pero siempre había lista de espera. Lo hubiera hecho bien y, además, es un trabajo perfecto para una vida itinerante.

Recuerdo que, en el periodo del trasplante, ya en el box, un día no me sienta bien la forma en que me visita la doctora. Quizás estaba algo más sensible, pero para el paciente, la visita del médico es un momento muy importante: te preparas porque quieres saber… Sin embargo, la doctora me parece demasiado breve y fría: me ausculta, comprueba si tengo hinchados los pies, me pregunta si tengo fiebre y cómo va mi estómago. Luego se va.

Me sentó fatal y se lo conté a la enfermera, que había detectado mi estado de ánimo. Algo debió de decirle porque la doctora cambió totalmente de actitud y, desde entonces, pasamos numerosas visitas con ilusión. ¡Qué importante es sentir calidez por parte de los médicos en algún momento! Hace la diferencia. Su parte humana se ha vuelto trascendental en mi enfermedad. Bueno, imagino que en la de todos. Somos muchos.

* * *

En el hospital, las paredes entre las habitaciones son como de papel de fumar. Se escucha todo. La tos del de al lado, las peleas del matrimonio... Ni con tapones conseguía aislarme, así que pedía el favor de que me cambiaran. Con cada mudanza de cuarto, desmontaba el mural que había armado. Las enfermeras se reían, pues necesitaba medio día de trabajo para reorganizarlo, pero yo me entretenía con esos objetos y detalles que me habían enviado. Conforme pasan los años, guardo lo que tiene un significado, lo que me cuenta algo, lo que me recuerda la vida de nuestros antecesores... Me traslado a otros tiempos a través de su trabajo, que perdura y nos ofrece una palpitación latente de tanta belleza. De todos modos, he aprendido a no conservar aquello que no tenga un lenguaje, un recuerdo, un sentimiento. Se me ha hecho vital que nada de lo que vea en mi espacio me incomode.

En la habitación también hago mis estiramientos, aunque a veces, cuando mis fuerzas están bajo mínimos, sean imaginarios. Busco el momento de realizarlos o pensarlos, mientras respiro. Diariamente, durante un largo periodo, me sacan sangre a las cinco de la mañana. A esa hora hay un silencio muy especial en el hospital. Desde algunas habitaciones se puede observar el mar. Yo intentaba siempre ver salir el sol.

Hubo días tremendos con grandes dosis de quimioterapia intravenosa y catéteres en la zona de la clavícula, que eran colocados con gran precisión mientras yo estaba despierta. Nunca olvido a la doctora que lo hacía; con su dulce acento chileno, me hablaba tranquila, cerca de mis oídos. Me tocaba una mano y me acariciaba el brazo. Cuánta sensibilidad para poder predisponerte a algo muy doloroso. Nunca la olvidaré. Fueron continuos pinchazos y punciones en función de las pruebas.

Ingresada, también preguntaba constantemente por la salud de Ari, la hija de unos amigos que padecía leucemia desde los trece años. Tuvo mejoras y recaídas intermitentes hasta los dieciocho años. Jamás olvidaré el día que le pregunté a Joan cómo iba evolucionando. Me contó que se había ido al cielo (y digo al cielo porque era un ángel). Me incorporé; sentí un dolor inmenso, como si me ahogase. Era, además, la prima hermana de una de las cuatro niñas que murieron en el accidente de coche, también ángeles.

Estaremos eternamente agradecidos por todo lo que Ari inició junto a su madre, su hermana y su familia. Su lucha fue incansable. Consiguieron traer a España el proyecto CAR-T: un tratamiento de inmunoterapia de elevado coste para enfermos de leucemia con segundas recaídas que ya existía en Estados Unidos. El CAR-T es un tipo de terapia celular y génica en la que el paciente se convierte en su propio donante: consiste en modificar los linfocitos T del paciente para que estos tengan la capacidad de atacar a las células tumorales, las malignas. Son ensayos personalizados para cada paciente. Por medio de campañas, conciertos y colaboración de empresas, fundaciones y particulares, además de la estrategia en redes sociales que impulsó una camiseta solidaria con el mensaje «Enróllate y da vida», Ari y su familia lograron traer esta terapia para que estuviera al alcance de los pacientes en todos los hospitales públicos de España.

En 2021, la Agencia Española de Medicamentos y Productos Sanitarios (AEMPS) aprobó el tratamiento CAR-T ARI-0001, desarrollado por el Hospital Clínic, para su utilización en pacientes mayores de veinticinco años con leucemia linfoblástica resistente a los tratamientos convencionales. Se trataba del primer CAR-T desarrollado íntegramente en Europa y aprobado por una agencia reguladora. Después le siguieron varios más. Ari no llegó a tiempo para recibir su tratamiento, pero su sueño, de una magnitud inconmensurable, sí se cumplió. Ari y su familia han conseguido salvar muchas vidas.

* * *

En un momento determinado, mi estado es grave y me ingresan en la UCI. Nunca olvidaré la mirada de mis hijos y de Joan en ese momento. Les prometí que estaría tranquila y bien, que era mejor que volvieran a sus rutinas en sus países. Prometí mantenerlos informados de *casi* todo.

En aquellos primeros días en la UCI tuve alucinaciones. Recuerdo sentir que me caía de la cama bruscamente.

Me aparecían imágenes parecidas a la foto de Kim Phúc, la niña de Vietnam que huía quemada por el napalm. Pesadillas conscientes que, gracias a Dios, solo duraron unos días.

Recuerdo también estar tratando de convencer a los médicos de la importancia de diluir la medicación de una de las quimioterapias orales, que se combinaba con la intravenosa. Les contaba que yo, hasta entonces, apenas había enfermado en mi vida, más allá de un dolor de cabeza o de una gripe. Mi cuerpo no estaba acostumbrado a la medicación oral y mi estómago menos: un simple antiemético veinte minutos antes bastaba para tolerar la quimioterapia oral. Fue una lucha, pero lo conseguí.

Me acuerdo de recorrer el pasillo y ver todas las puertas abiertas con todos los enfermos, a cada cual peor; se me hizo eterno. Y recuerdo, en especial, el día que me empezaron a caer mechones de pelo tan solo peinándolos con los dedos. Estaba en el baño de mi habitación en la UCI. Allí no se permiten duchas y me las ingeniaba con una palangana para poder tener mi aseo diario. Esa mañana estaba sola y me miraba fijamente en el espejo mientras me pasaba los dedos por mi cabello. Has sabido de tanta gente que le ha pasado lo mismo y en el hospital ves a tantos enfermos de cáncer, que no me impresionó el quitarme mis mechones. No obstante, la primera vez no deja de ser una novedad. Después vino mi hermana y terminó de rasurarme el cabello. Yo ya estaba pensando en lo fuerte que volvería a crecerme.

* * *

Estoy en un box del Hospital Clínic, donde me trasladaron en noviembre de 2016, esperando el trasplante. Es un espacio de apenas dos metros por tres con baño. Para que no te veas tan encerrada entre paredes, te ponen un simulacro visual de un jardín. En mi caso era una ventana falsa con una luz decorativa que reflejaba una buganvilla preciosa. Estás aislada con doble acristalamiento. Solo puede entrar una persona, siempre tapada y no te pueden tocar. Pese a todo, es un lugar agradable.

Entre la fase de pre y de postrasplante, pasé casi cuarenta días en el box. Es duro cuando tienes episodios en los que ves en blanco y negro o cuando parece que te caes de la cama. Pero intentaba hacer la cama cada día. Rutinas como esta me ayudaron a superarme me ayudaron a superarme. Parecen un gesto pequeño, pero para mí son importantes, y pedí poder hacer ambas cosas por mí misma. Ese placer diario de sábanas limpias me parece un lujo. También consigo tomar mi ducha casi siempre sola. Es todo un montaje, pero me las ingenio para no caerme. Dependiendo del día, me visto con ropa cómoda o con pijamas.

Mis hijos también están ahí. Marc, llegado desde Estados Unidos, y Cris, que había venido de México, donde estaba acabando sus estudios. La decisión de quedarse allí no había sido fácil; al conocer el diagnóstico, Cris no quería volver a México, pero era su último año de bachillerato y era muy importante terminar bien, graduarse y decidir su carrera. Joan se ocupó de encontrar profesionales que la pudiesen orientar, pero, cuando nos organizamos, para las dos fue clave una llamada a la mamá de una de sus mejores amigas en Ciudad de México, que nos dio la tranquilidad de que mi hija no iba a sentirse sola, nunca.

Aquello fue vital para empezar a probar la distancia en aquellos momentos. Estaré siempre agradecida por tanta generosidad de esas hermosas familias mexicanas hacia esa hija *compartida*. No lo olvidaré nunca.

Cris me sorprendió con su capacidad de organizarse. Su mundo, en México, mientras yo estaba en el hospital en Barcelona, fue Joan, Marc y sus amigas. Sin olvidar a Vero, que nos ayudaba como un miembro más de la familia y, por supuesto, a Mel, nuestro adorado perro, después de haber tenido a nuestra maravillosa y única perrita, Bel.

Es curioso cómo te adaptas a un nuevo escenario tan rápidamente. Antes del diagnóstico había perfilado mi trabajo con la condición de no trabajar tanto los fines de semana para disfrutar de mi hija en su último año y luego resulta que pasamos meses en la distancia. Sin embargo, mis hijos y yo estamos unidos de una forma extraordinaria. Logramos adaptarnos a todo. No hubo momento en el que, pese a las siete horas de diferencia, no me hicieran sentir lo cerca que estaban, además de cumplir con sus deberes y su día a día. Siempre respiré tranquila. De hecho, la diferencia horaria fue una curiosa aliada. Gracias a ella, mis hijos nunca me vieron recién salida de una sesión de quimioterapia en las que mi aspecto era como si me hubieran acabado de atropellar. Lo primero que hacía en la mañana era grabarles un mensaje para tener una voz saludable sin cansancio. Ellos me devolvían los mensajes cuando ya estaba dormida: nunca tuvimos que estar conectados a la vez porque a la hora en la que yo me acostaba era demasiado temprano para ellos.

Vinieron a Barcelona para estar junto a mí en el trasplante. Yo veía en su físico, con esos kilos de más que traían, una ansiedad que superaron solos, pero estaban sanos y contaban con esa capacidad de hacerme sentir bien. Admiro la valentía de mi hija, Cris, entonces de dieciséis años, y de mi hijo, Marc, de veinte, cuando me decían: «¡Mami, tú no te preocupes por nosotros!». Recuerdo cómo acariciaban mi calcetín cuando podían entrar, de uno en uno, en el box donde pasé tantos días. Yo parecía un gremlin, pero ellos siempre me veían bien y me decían: «¡Lo guapa que estás, mamá!». Qué ganas de que todo marchase bien.

Cuando llegó el momento de someterme al trasplante era plena Navidad. Tuvieron que ponerme una sonda en el brazo, ya que debido a la presión que tenía —más baja que nunca—, los médicos temían el impacto del catéter en la vena cava superior, la que fluye directa al corazón.

Pese a los miedos, todo fue bien, aunque en las horas después del trasplante hubo momentos críticos: la médula es como un motor que, para que empiece a funcionar, necesita gasolina. Y si le pones una gasolina diferente, hay que limpiarla antes, hacerle un lavado, como si pusiéramos el organismo desde cero. Eso significa que durante unas horas todo el cuerpo está desguazado, casi como un muerto.

Para dejar de estar así e iniciar la conexión con la médula

trasplantada, a tu cuerpo tiene que gustarle eso nuevo que le han puesto, aceptarlo. Entretanto pasan unas horas angustiosas en las que no sabes si vas a empezar a remontar.

Los días posteriores al trasplante los tengo en una especie de nebulosa: tuve, de nuevo, alucinaciones. Recuerdo una mano gigante en la cara, en blanco y negro, que me asustaba. Recuerdo despertarme sobresaltada, cayéndome de la cama al creer que me precipitaba desde un acantilado.

Eso sí, lo que mejor recuerdo es el vídeo, en directo, de mi familia dándome ánimos: todos cantando y bailando con pancartas dedicadas y corazones preciosos, deseándome lo mejor.

Antes del trasplante, los médicos me dijeron una frase que se me quedó grabada: «Vas demasiado alta de enfermedad». Sin embargo, tenían que seguir adelante. En teoría, era un trasplante de *diez*: la compatibilidad del donante, mi hermano mayor, era perfecta. Sin embargo, en 2017 salí del hospital aún con enfermedad. Quedó un remanente de la leucemia aguda: ese tercer cromosoma afectado, que permaneció con la memoria de los dos malos.

Tomaba treinta y cinco pastillas diarias. Pensaron que con esa medicación durante siete meses eliminaría ese resto trastocado, pero la médula no luchó lo suficiente. Los doctores me dijeron que, a veces, es mejor que esa médula a trasplantar no sea tan perfecta, como fue la que yo recibí, para que el cuerpo reaccione y pelee. No obstante, en ese momento fue mi mejor opción y estaré siempre agradecida con mi hermano Paco y toda su familia, siempre dispuestos a dar de sí.

Si necesitara un segundo trasplante, probarían con la médula de mi hermano Albert.

III.
Convivir con la enfermedad

Llevo más de siete años con leucemia. Como digo a menudo, la enfermedad es mi nueva vida. Sin embargo, no me gusta hablar de ella con las personas que me conocen. Es tan sutil lo que trasciende que prefieres evitarlo. Mis amistades lo saben solo con verme, y yo los leo a ellos. La enfermedad se vuelve cansina —incluso me atrevo a decir que aburrida— para quienes te preguntan cómo estás, aunque sea con todo el cariño del mundo. Nunca he querido dar pena y me irrita muchísimo el «Ay, pobre», «¿Qué te han dicho?», «Te veo mucho mejor» (sobre todo si la última vez me habían dicho que me veían «estupendamente»). Huyo de esto. Me agota. No quiero explicar más de lo mismo. También tengo secuelas en mi garganta: se agota hablando, especialmente si es por teléfono. Creo que los borbotones de sangre que salieron en grandes cantidades tras el trasplante hicieron que mi esófago y garganta quedaran algo tocados.

Si estás enferma, es muy importante que las personas te acompañen sin hacer comparaciones, sino simplemente poniéndose por unos instantes en la piel del otro. No hace falta decir mucho: un gesto, una mirada o algún abrazo sentido son los mejores transmisores de bienestar.

Tampoco pretendo saber cosas de mi enfermedad por mi cuenta. De hecho, me he negado a consultar sobre ella en Google. Lo que hago es imaginar lo mejor dentro de la complejidad. Cuando enfermas, siempre buscas la mirada de la esperanza: se vuelve muy importante saber si tiene sentido continuar con los tratamientos y si es posible seguir haciendo cosas y probarlas con convicción.

Mi vínculo con los médicos desde los inicios del diagnóstico es muy directo: les digo que no me voy a tratar si no creen que pueda mejorar. No le veo sentido a alargar la vida si ya está predeterminado ese final. Me apremia el poder disfrutar de lo que quede. Sentirme plena y hacerlo con dignidad. «Quiero poder despedirme con calma», les digo.

¡Qué importante es comunicar! ¡Qué necesario es, por parte del paciente, expresar lo que uno siente y que te respondan! Durante estos años he podido ver cómo los doctores te escuchan y pueden así determinar qué grado y prioridades necesita mi cuerpo y el tratamiento de la enfermedad. Me impresiona escucharlos. Hablan de temas complejos, a veces muy difíciles de seguir por sus tecnicismos, pero saben comunicar lo que pasa mirándote a los ojos y generando una complicidad y una empatía que me facilitan el entendimiento. Incluso, en numerosas ocasiones, hacen dibujos que esclarecen esa carga de información científica.

Desde el trasplante, en la Navidad de 2016, he ido entrando y saliendo del hospital y siempre me he tratado con quimioterapia. He tenido tres recaídas severas y he tenido remisiones, que me han durado algunos meses. Una vez, en 2019, estuve casi tres meses en cero; es decir, no se detectaban los blastos malignos que indican la presencia de cáncer. Durante unos meses, ¡volvía a ser la Chica 0.0! Una ilusión descomunal. Recuerdo a una amiga que me dijo que nunca le habían gustado tanto los ceros.

Estas remisiones siempre coincidían con el inicio del verano. Entonces me convertía en la reina de los mares: nadar es una de las cosas que más me gustan en la vida. El nado sereno es un extraordinario placer. Veo destellos, imagino sigilosas voces, sobre todo de mis seres queridos. Nadar, bucear, es como estar en un musical: burbujas, colores, olores, flora y fauna marina en su medio natural. Cuando me sumerjo en el mar, siento una libertad fresca y valiosa, una explosión de sensaciones. Con el mar, bailo, que es otro de los placeres de la vida para mí.

¡El baile es lo máximo! Si me gusta una canción no puedo evitar moverme: mi cuerpo entiende los ritmos y quiere interpretarlos. Cómo nos reímos, cuántas veces me han sacado a bailar Joan y mis hijos. Saben que me enloquece.

En mi cincuenta cumpleaños, en julio de 2018, me organizaron una maravillosa fiesta sorpresa. Consiguieron reunir a familia y amigos. Algunos vinieron desde muy lejos. Fue una noche mágica. No faltó detalle. Todos contribuyeron para organizarlo: incluso hubo un baile coordinado, cantado y dedicado. ¡Todos se lo sabían! Fue impresionante verlos y estar allí. Jamás olvidaré los sentimientos de emoción y amor durante esa noche. Era una explosión de alegría. Estábamos celebrando la vida. Cuando terminó, no sabía si todo aquello había ocurrido en realidad. No sabía si había sido un sueño.

* * *

En aquellos primeros tres años de enfermedad hubo una dinámica curiosa: los veranos transcurrían a 0.0 y, cuando me realizaban las pruebas, en septiembre, me decían que había una recaída. De todos modos, si apuraba, pasaba la Navidad sin necesitar otro tratamiento. Gracias a esto tuvimos dos viajes importantes: primero a Perú y, luego, a Chile. Enferma, pero los hice.

El viaje a Perú, en familia, sucedió en la Navidad de 2018. Casi subí Machu Picchu a gatas: mi hijo tiraba de mí para darme fuerzas. Logré llegar al Intipunku, o la Puerta del Sol, la entrada principal de Machu Picchu en la época inca. Desde allí se tiene la primera visión de la ciudad y los valles. Fue algo espectacular.

Viajar y vivir en diferentes lugares ha sido parte de mi vida. Desde que me casé con Joan he vivido en Madrid, Portugal, Bélgica y México, país al que retornamos después del trasplante. Yo hubiera podido seguir viviendo en diferentes países sin ningún problema, me gustaba, pero nunca quise ser «la mujer del ejecutivo».

Antes del diagnóstico de la enfermedad, trabajé en los lugares en los que vivimos. Primero, en Madrid, nuestro primer destino: trabajé con la misma empresa de Barcelona en la que estuve como diseñadora de moda infantil y juvenil. Me ocupaba del *merchandising* a nivel nacional. Sin embargo, era consciente de que nuestra vida iba a ser itinerante y empecé a formarme como oficial florista: esta profesión, razoné, me permitiría adaptarme a los cambios de destino. De hecho, la experiencia en lugares distintos enriqueció mi profesión. En los últimos años en Madrid, monté un taller floral que funcionó muy bien. En Portugal, nuestro siguiente destino, seguí aprendiendo y trabajando: tuve dos talleres de arreglos florales, uno en Cascaes y otro en Estoril. Además, daba cursos, y creo que lo hacía bien: la gente disfrutaba un montón. En Madrid empecé buscando trabajo como florista presentándome en las tiendas. Conocí a personas maravillosas y me contrataron en Los Peñotes, uno de los centros de jardinería más importantes de España. Al principio, se me encargó el desarrollo de la parte artificial.

Aprendí mucho de mis jefes, de la empresa y de los compañeros, pero, debido al trabajo de Joan, nos tuvimos que mudar otra vez y fuimos a Bélgica. Eso sí, no dejé de trabajar en un oficio que me entusiasmaba: realicé eventos y talleres sobre arreglos florales en francés, inglés y español. Además de los encargos, compaginaba aquello con un máster en empresariales en inglés. Era una gran ventaja tener Holanda al lado. La belleza está en todos los rincones y no puedes ver mayor inspiración que la que hay en todo cuanto te rodea. Te empapas de lo más apasionante que puedas imaginar en complejidad y estética de texturas, colores y formas extraordinarias. Un país de visionarios y excelentes profesionales, contundentes y firmes en el cumplimiento de sus trabajos.

Cinco años después, en 2010, regresamos a Madrid. Volvieron a contactarme desde Los Peñotes, donde estuve al cargo de las tiendas de flor natural. Hicimos expansión y se implantó el concepto de los *bouquets* preparados para llevar, que había descubierto en Bélgica. Implicó mucho trabajo, ¡pero fue todo un éxito!

Ser florista es una profesión dura: no hay horarios. Con los montajes, debes trabajar de noche y los fines de semana, cargar las flores, mantenerlas… En esto yo soy como Joan: me gusta el trabajo, no me da miedo. En Madrid tuve muy buenas clientas con las que se creaba siempre mucha confianza. También hubo encargos muy exigentes de formato y horarios de montaje. En ocasiones, debía tener mucha sensibilidad con el equipo que me acompañaba, pues no siempre eran fáciles las horas de trabajo, los desplazamientos o los accesos a las casas. Una vez, antes de un gran evento, llevé yo misma el camión. ¡Lo manejé como si nada!

Para este oficio necesitas del saber de muchos otros oficios (herrería, carpintería, jardinería…) y trabajar en equipo para conseguir ejecutar los proyectos, algunos muy complicados. Me llevaba bien con mis compañeros. Aquellos años, tras la crisis del 2008, se presentaban numerosos desafíos, pero todo el mundo puso de su parte. Entre otras cosas, conseguimos que los empleados tuviéramos un fin de semana libre, entero, al mes. Aún lo tienen. Cuando trabajas de lunes a sábado, parece que no tienes vida.

Luego llegó México, el último país antes del diagnóstico. Allí también monté talleres de arte floral y empecé a tener clientes de los mejores hoteles, como el Four Seasons, el InterContinental Presidente, el Hyatt Regency, el Camino Real, etc. Y, a través de mi Instagram y mi página web, me llamaron muchos particulares.

Me compré un Nissan Patrol de segunda mano y cada mañana cruzaba la gigantesca ciudad hasta el mercado de Jamaica, en el sur, para comprar flores. Llegaba y era «la española», con mi mandil. A todos les caía divinamente y ellos me caían divinamente. Era una maravilla: recuerdo pasear por metros y metros cuadrados para decidir qué comprar, los gigantescos atados de flores y de ramajes y las camionetas abiertas con las toneladas de flores.

En México me contactó Sally H., la mejor florista de España; le habían hablado de mí. Sally había sido una alta ejecutiva, pero decidió cambiar su carrera. Es una persona directa y clara en su forma de trabajar. Me gusta como empresaria y me gusta la manera como convierte en belleza todo lo que hace, con sofisticación, con una sutileza extraordinaria. En su trabajo se evidencia su familia y su origen, el *look* inglés: esas flores de jardín, más salvajes, perecederas, con caídas y aperturas.

Sally nos recuerda continuamente el valor de los oficios, la artesanía y la creatividad. Con proyectos de apoyo a comunidades, ella es, ante todo, humana. Para mí es la embajadora del mundo floral. Fue fantástico poder colaborar con ella en México. Nos convertimos en amigas y, desde entonces, siempre ha estado pendiente de mi salud, mandándome ramos y detalles de su tienda; una vez me envió una manta maravillosa que aún conservo como algo precioso. La quiero muchísimo. Es un referente como persona, y también es un referente de este oficio.

La belleza de las flores forma parte de mi vida, he podido trabajar con ellas durante casi treinta años. Han sido compañeras en distintos destinos y siempre han conseguido ser mi actividad profesional. Son poderosas, de lo más sensible y delicado. Hace tiempo que ya no las puedo tocar, pues las bacterias que contienen son muchas y siento irritación en la piel y cierto bloqueo en la garganta, pero me sigue causando un placer enorme el verlas. Recuerdo el día en que la doctora me dijo: «Puedes trabajar en lo que quieras menos con las flores». Las extraño.

Desde el diagnóstico, siempre que las fuerzas me lo han permitido, he trabajado o he hecho labor social, que también forma parte de mis prioridades. Hay días (y hay bastantes) en que sientes que a nivel profesional no existes, más vale ver que tienes otros propósitos en la vida. A veces siento que si no trabajas parece que no estás conectada. Y mi cabeza sigue batallando para encontrar la respuesta a una pregunta: si supero esto, ¿en qué voy a seguir trabajando?

* * *

Joan es un ejecutivo en el mundo de la empresa corporativa y yo soy una diseñadora florista: son dos lenguajes muy distintos. Él es un hombre que siempre lo dará todo en el trabajo, le gustan los desafíos. Para mi marido, su trabajo es central, pero también implica un estilo de vida al que me pude adaptar fácilmente, pese al mutuo cansancio de nuestras tareas. Aunque es verdad que cuando eres joven la idea de cambiar de país te apasiona —porque todo es tan novedoso que te llena de energía— con el paso del tiempo las velocidades son distintas. De todos modos, no olvido que, tanto en periodos decisivos que nos han llevado a empezar de nuevo en otro lugar como en lo que respecta a mi salud, Joan sabe hacer un alto, gestionar y consensuar, después de informarse de lo que es mejor para mí.

Él es un hombre fiel a la empresa y su racionalidad, a veces, puede ser incompatible con mi creatividad. Quizás la dificultad sea su forma de comunicarse, más clara y escueta, frente a la mía, que es precisa, extensa y emotiva. Aunque Joan y yo nos entendemos muy bien a la hora de tomar las decisiones importantes, a veces nuestra sintonía emocional va por diferentes caminos. No somos la única pareja a la que le ocurre esto, por supuesto. Todos tenemos unos parámetros distintos para expresar nuestros afectos y desafectos, nuestro amor y nuestra ternura.

Como tantas mujeres, en ocasiones me he sentido incomprendida en el aspecto emocional. Ya desde niña me ha gustado dar y expresar lo que siento, y me da mucha pena que, teniendo tanto dentro, en general, el hombre (por cuestiones de educación, de cultura, de vivencias pasadas) no se permita ser más emocional, expresarse con mayor libertad. A veces he pensado que me sería más sencillo adoptar una actitud más fría ante la vida. Sin embargo, esto no va conmigo, porque, insisto, a mí me gusta dar. Además ¿quién soy yo para exigir que el otro sea como yo quiero? Llegar a esta conclusión me ha dado mucho margen de maniobra.

ILUSIÓN. Para mí, la ilusión es un estímulo, un impulso que aflora y tiene una significación indescriptible.

Si la cuidas, siempre te transportará a rememorar momentos bonitos y a seguir agitando tu ímpetu.

No dejes de tener ilusión, aunque sea con tus estiramientos a solas, en el silencio, con tu café. No dejes de tener ilusión por empaparte de colores, por llamar a esa amiga o por colaborar un poco cada día y entregar lo que puedes dar.

Las ilusiones están por todas partes. Depende de tu anhelo percibirlas.

AMAR. Me fascina amar. Para mí, amar es la capacidad de transformar.

No todo el mundo sabe amar. Sin embargo, no es que no quieran; creo que quizá no saben cómo hacerlo o expresarlo.

No pretendamos que los otros sean como a nosotros nos gustaría. Si partimos de que, tal vez, lo nuestro no es tan único o especial, dejamos margen para mucho.

Creo que es mejor entender por qué no saben expresar el amor que sienten. Ceder espacio suele dar mejor entendimiento.

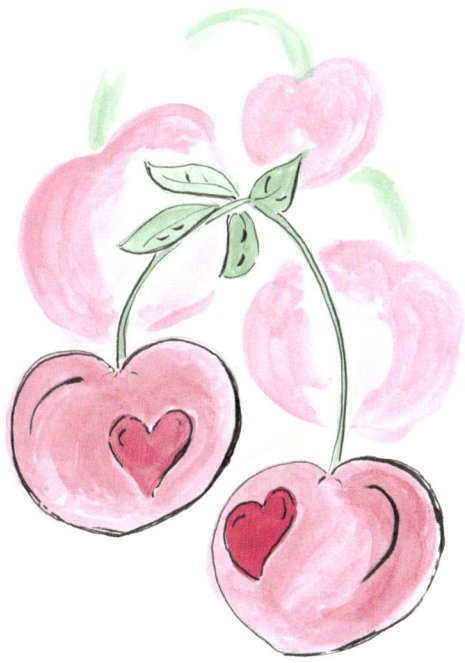

TERNURA. La ternura es un oasis de dulzura.

Cuando coincides con alguien que muestra ternura, todo parece imbuirse en un halo muy especial. ¡Cuántas veces la ternura te devuelve más ternura!

En el Hospital Clínic, cuando en mi voluntariado hablo con pacientes como yo, a veces se produce esta conexión. Me acerco, intuyo si tienen ganas de compartir, me ofrezco y, la mayoría de las veces, se enternecen contigo y yo con ellos.

No puedo pedir más cuando siento la conexión de ambas ternuras.

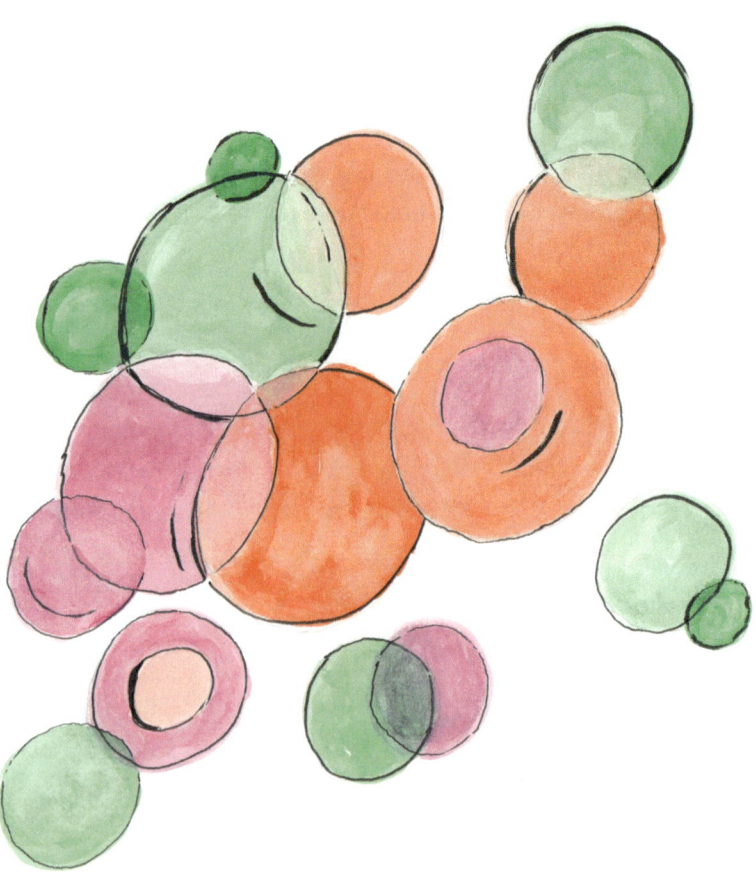

APAPACHOS. Los abrazos son la atracción de lo positivo, la cohesión de la amabilidad. ¡Qué importante es trabajar esa fortaleza y habilidad! Aprendí de ellos y de su significado en México, donde se les llama «apapachos».

Me siento agradecida de recibir los mejores abrazos posibles. De todo mi entorno, he recibido lo inimaginable, aunque no hace falta estar enferma para darlos o recibirlos.

Los mejores abrazos son los que surgen sin pensar, sino sintiéndolos.

PASIÓN. ¡Qué suerte tengo de sentir pasión por lo que hay en la vida! A veces, pienso que demasiada.

Siento pasión por muchas cosas. Ante una simple flor, por ejemplo, veo todo lo que me quiere contar. Interpreto en cualquier objeto o escenario una evocación. Todo. Mi cabeza empieza a visualizar cosas. ¡Me parece genial!

También me resulta fascinante cuando imaginas o sueñas y de eso se derivan ideas, intenciones o inspiraciones: el inicio de algo que quizás vas a intentar.

Cuántas veces, al acostarme, no puedo dejar de crear. Me encanta, aunque esa excitación, esa pasión, devoren horas de sueño. La creatividad, sea tangible o no, te devuelve una complacencia beneficiosa. Puede ser diminuta y grandiosa a la vez.

De niña, mi padre siempre me decía que era «María la Fantástica». Le divertía. Me llamaba Picarol porque le parecía que yo era como un cascabel, con mis exageraciones y divertido frenesí.

Ahora tengo cincuenta y cuatro años y sigo siendo el mismo *picarol* que quiere seguir sin grandes cambios en mi persona. Somos como somos. ¡Disfrutadlo!

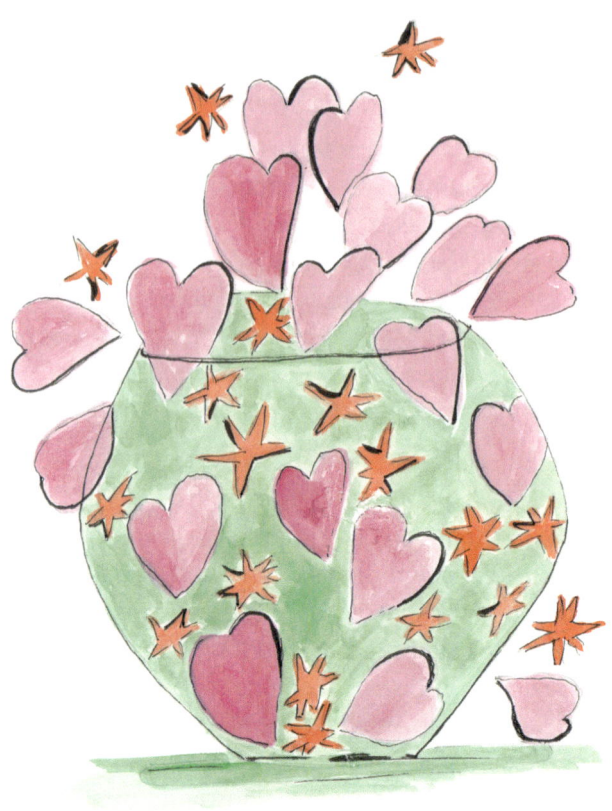

SABER VER. El espejo te deja ver lo que tú quieras. Hay una complicidad enorme de entendimiento y de claridad sobrenatural.

Es importante reconocer dónde encuentras ese aire que te permite una respiración con placidez.

Todo lo que desarrollamos en nuestras vidas (aunque pienses que no tiene un papel relevante porque no se ha valorado) es tu mayor y preciada fortaleza.

No dudes de ti. Somos como podemos o creemos ser. No te exijas lo que no haces, valora lo que sí.

Tener sensibilidad es un don tan poderoso.

SONREÍR. ¡Me encanta sonreír!

Ver las miradas relajadas me causa enorme conexión y emoción.

Cuando recibes una sonrisa, tu predisposición es distinta.

Recibir una sonrisa contribuye a relajarte para escuchar, entender y tolerar más amablemente el dolor. Te predispone a una flexibilidad necesaria para afrontar el cambio de planes en tu tratamiento. Evita bloqueos. Relaja el miedo.

Qué importante saber transmitir y que se pueda entender. Con una sonrisa ¡te comunicas con todo el mundo! Es una satisfacción enorme. Esas miradas o mensajes te brindan apacibilidad y alborozo.

De las personas que sonríen, se dice que pueden vivir más. Sonreír de manera espontánea, natural, te proporciona un gran bienestar.

La fortaleza que muestran los tuyos con esa media sonrisa para no preocuparte es un regalo de la vida.

LA IMPORTANCIA DEL SILENCIO. Las palabras en nuestra mente tienen significación… Las conversaciones interiores, la ordenación de tus sentimientos, la riqueza de tus emociones…

Podemos incluso estar andando en la ciudad y sentir el silencio. Se ha vuelto una fiel compañía. No sé qué haría si no pudiera disfrutarlo. Llena de seguridad y entereza me devuelve la concordia, el ímpetu. Lo he podido disfrutar creando con mis flores, ¡algo tan hermoso!

El silencio sigue siendo imprescindible en mi día a día.

La consideración y la reflexión te brinda consciencia sobre la amplitud de la persona que eres. Brota lo mejor de ti y de los demás. Vives con placer ese espacio y tiempo en el que dedicas tus pensamientos, tu propia meditación.

¡No cambiaría por nada poder preocuparme por los demás! Me devuelve una enorme felicidad y te conviertes en un imán que capta el optimismo de tu alrededor.

En silencio, puedo sentir los abrazos.

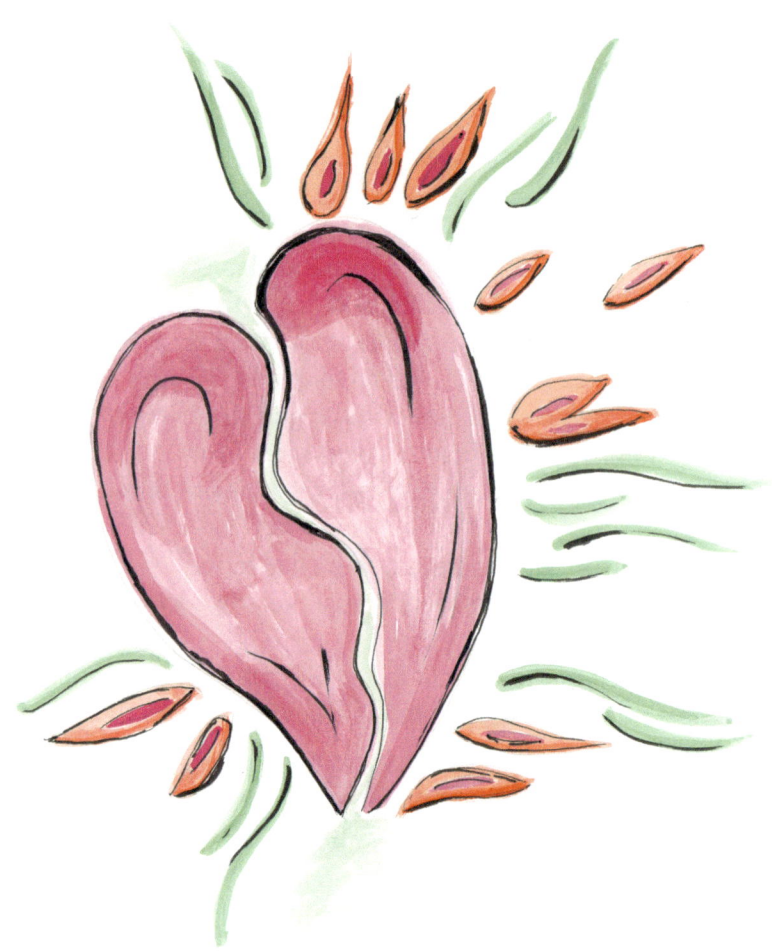

REVIVIR. Cuando estás casi en penumbra, pero vives...

Vives porque sientes, recibes, ayudas y te acompañan. Sigues siendo tú en tu mejor versión, la más auténtica. Cuánta realidad sensible e importante, vital.

Saber comunicar lo que la vida nos ofrece, este tesoro que todos tenemos si queremos reconocerlo y compartirlo. Con todo su saber, convierte lo más accesible y cotidiano en lo más importante a atender con nuestra actitud y buena voluntad. Recordemos lo humano y bondadoso de lo que somos. Qué gratificante es empaparte de todo que queremos expresar, reconocer, ver, sentir y manifestarlo abiertamente.

Seguimos aprendiendo de nuestro propio ser.

LA FORTALEZA DE SER VULNERABLE. A veces, me siento como una amapola, esas flores tan frágiles y valientes.

Creo que los seres humanos podemos sentir más allá de lo explícito: transmitir —sin hablarlo— una preocupación, un dolor, un sentimiento hermoso o una ilusión nos hace extraordinarios.

Siempre he conectado mucho más con las personas que quieren pasar desapercibidas, pero que están atentas. Cuántas veces las miradas, los silencios o los suspiros nos explican con serenidad una confianza obviada.

La paciencia, el respeto y la humildad nos acompañan con su consistencia. Ante situaciones de todo tipo, son las que nos ayudan a encontrar sosiego.

He tenido turbulencias y gracias a ellas he podido despejarlas. Sé que vendrán más y que depende de mí enderezarlas, aunque solo sea para serenarme. El único descanso soy yo misma.

Una vida de reflexión te devuelve y ofrece una vida eterna.

Gracias a todos por estar siempre cerca. Os adoro.

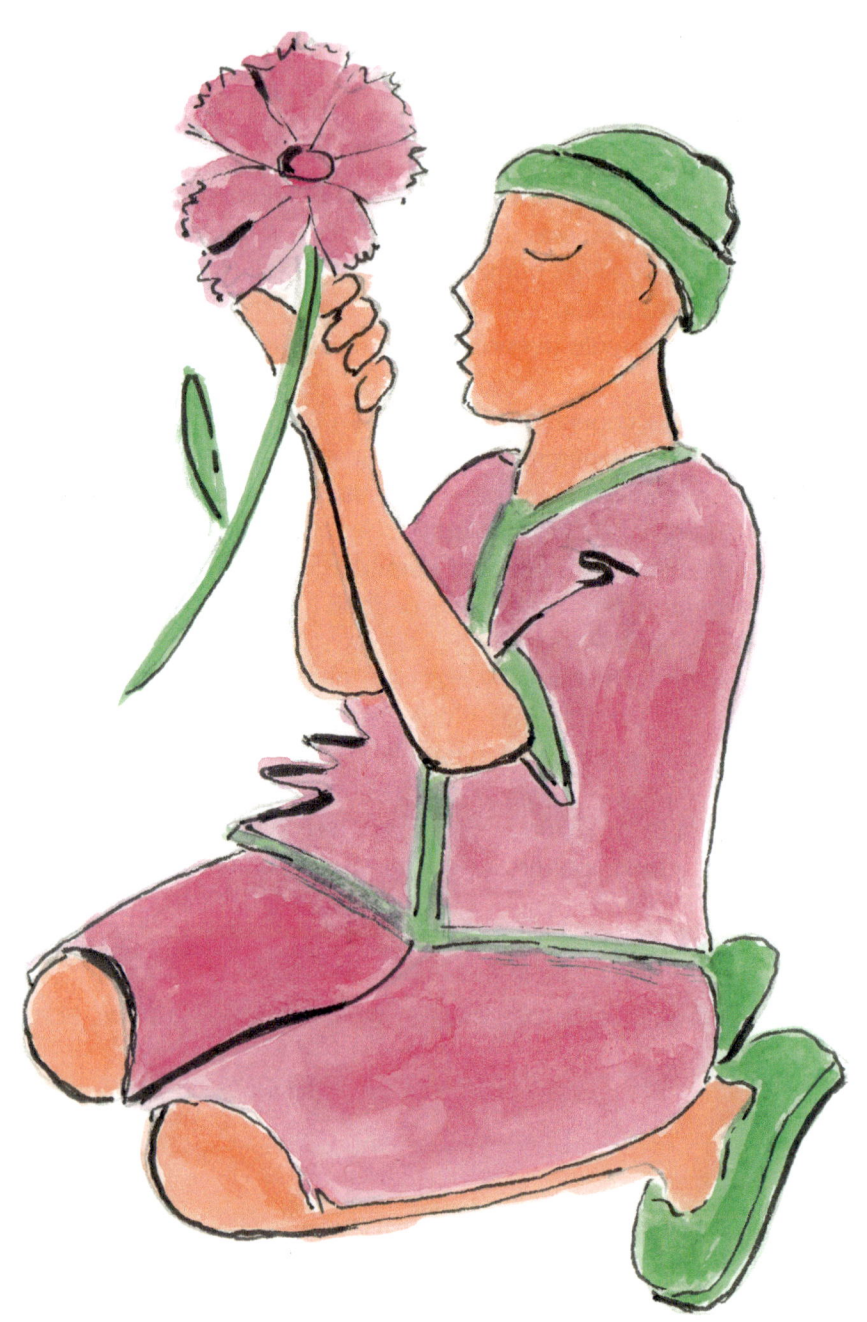

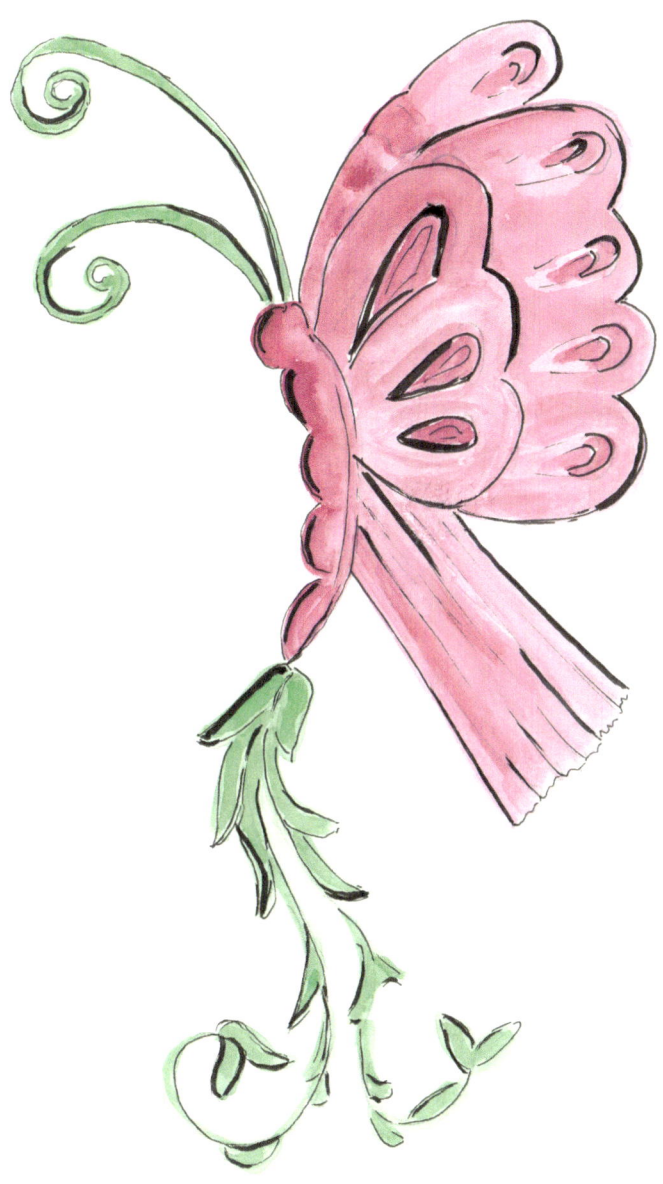

DIBUJAR. Mis dibujos y escritos me ayudan a no perderme en mis sentimientos. Son una abstracción de lo positivo y me llenan de serenidad.

MALESTAR. La temible realidad de una enfermedad es que se asoma y te asusta siempre que quiere.

Cuando eso me sucede, sé que tengo que encontrar el aire que necesito y darle algo de forma a esa realidad que me da miedo.

Cuando me siento desorientada, necesito recogerme, encontrar mi centro, para no caer en esa tristeza que me invade por todas partes.

Recuerdo, cuando estuve en UCI durante mucho tiempo, haber pasado por un profundo malestar. No me dejaban respirar. Cuando oscurece, los pensamientos te traicionan. Te desvelas. Todo tu sosiego se desvanece con algo que no puedes controlar.

Solo ofreciendo cariño a ese malestar he podido perdonar y encontrar serenidad. Para llegar hasta aquí, es importante recordar que la enfermedad no piensa, no sabe ni lo que hace ni cómo te afecta.

SENTIRSE FIRME EN TERRENO PANTANOSO. Los pacientes enfermamos de repente; es algo inimaginable.

Luego de una vida de trabajo, salud y capacidad, buscamos entender por qué hemos enfermado. En mi caso, no lo pensé en ese momento. Lo primero que hice fue agradecer los cuarenta y siete años de mi vida sin conocer una gripe, nadando casi a diario y en plena forma física.

La enfermedad nos llega a la mayoría al azar. Entramos en un terreno nuevo y pantanoso. Hasta ese momento creíamos pisar en suelo firme.

Podemos quedar abatidos, pero es posible revertirlo.

El hecho de reconocer que no puedes saberlo todo te permite encontrar lo que quieras, quizás algo desconocido, una pequeña vía que te acerca a algo bueno, diferente.

Reconocerte, no enmascarar tu verdad y acomodarte con entereza a tu nuevo contexto. Siempre que creas saber dónde estás, andarás con pie firme. Aunque el terreno sea pantanoso, sentirás que avanzas.

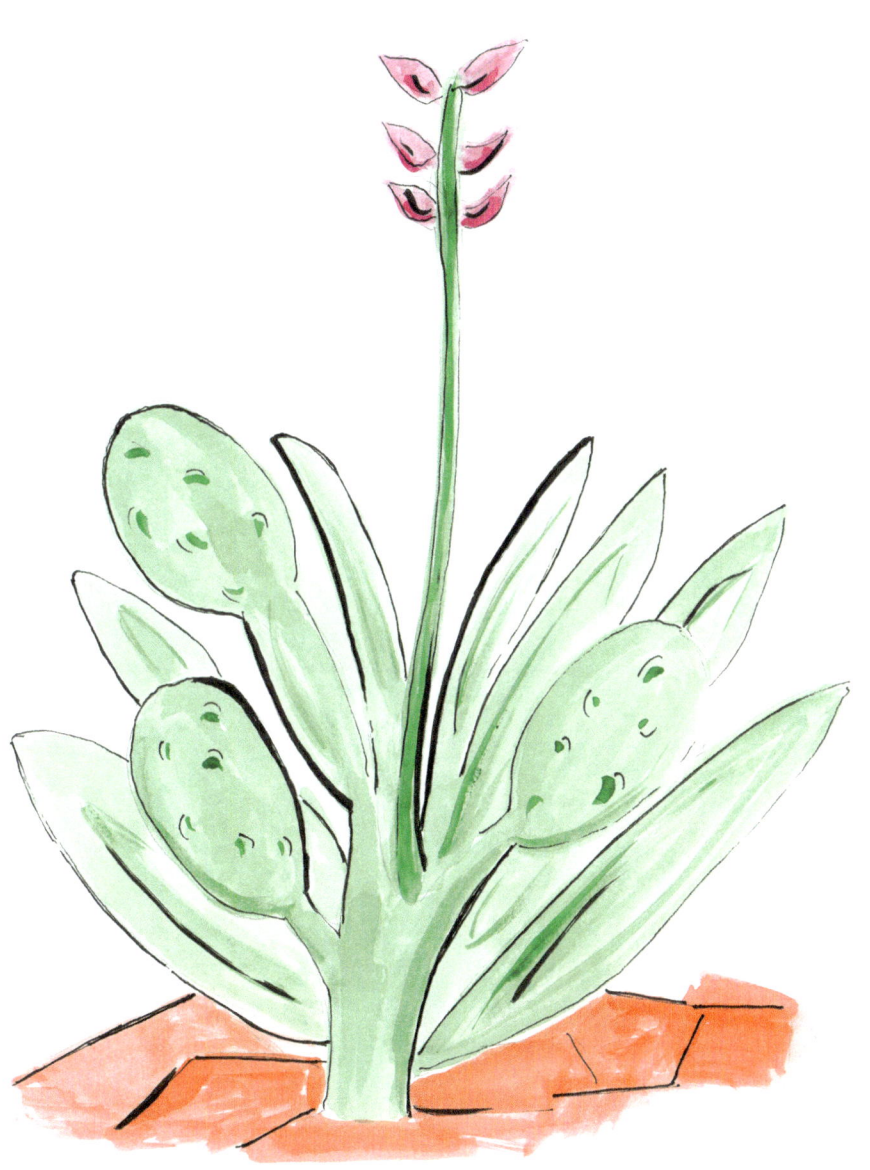

RECUERDOS. Solo me acuerdo de lo que me conmueve. Es imprescindible recordar todo lo que me emociona. De esta manera, me fluye mucho mejor el presente; el ayer alienta el ahora.

Como el tiempo es efímero, mi vida es recoger todos estos «cachitos de tesoro» que me preparan para lo que tenga que venir. No hay que perder ni una pieza de este puzle tan valioso.

Al desacelerar mi vida, hago continuos recorridos de muchas etapas, pues con el tiempo se nos olvidan. Son como engranajes que se vuelven indispensables para proseguir en muchas otras cosas del presente. Los miro uno a uno. Los recuerdo. Solo pretendo guardar aquello que me regala vida.

No imagino mi lucha en el cáncer sin agradecer todo lo que supone haber vivido antes.

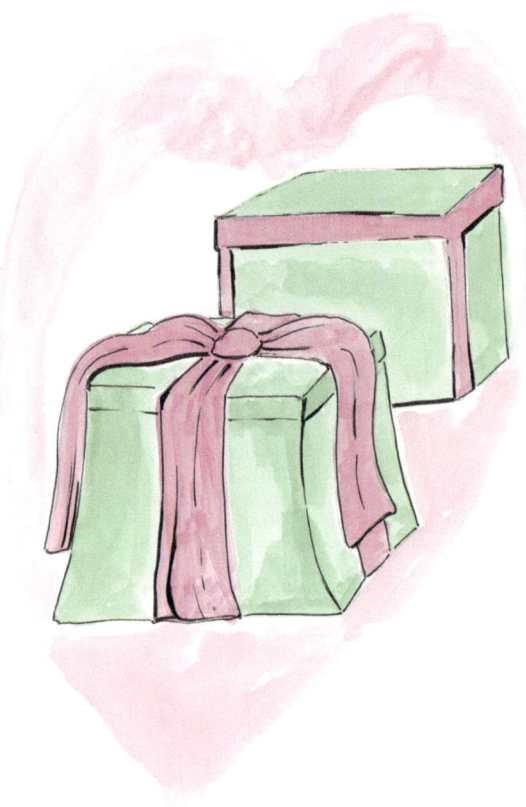

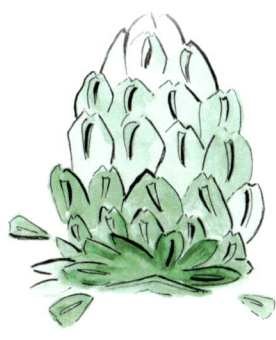

FAMILIA Y AMIGOS. Mi familia es una piña que sabe cómo organizarse. Durante la enfermedad, cada uno te acompaña a su manera y con la mejor discreción.

Nos emociona vernos y, sobre todo, compartir recuerdos. ¡Me llenan de estímulos!, y me ofrecen un profundo bienestar.

Pasé casi treinta años fuera de Barcelona, ¡pero los siento tan cerca! Asumo que la distancia la puse yo y que, por lo tanto, soy yo quien debe aproximarse.

Creo que lo importante es identificar en qué situaciones puedes contribuir y compartir con la familia. El respeto es fundamental. Depende de ti lo que decides compartir. A veces, no quieres preocupar o no necesitas explicar. Pero lo realmente importante es que… ¡ellos están!

Los amigos son también fundamentales. Con ellos puedes crear una familia muy especial. Son un regalo de la vida. Han sido esenciales en todo el recorrido: amigos de diferentes partes del mundo, que me han hecho sentir vibrante.

Agradezco su generosidad desde el principio y su flexibilidad ante cualquier momento en el que yo pueda tener un bajón por mi debilidad.

Mis amigos saben siempre estar. Y no hace falta que sea físicamente: yo sé que están ahí, siempre, mandándome muestras de apoyo y, los que son creyentes, mandándome bendiciones.

Me faltarán años para agradecerles lo que han hecho por mí y, por favor, quiero que me disculpen por no corresponderles como debo, aunque ellos entienden que no tengo tanta energía para estar en todo.

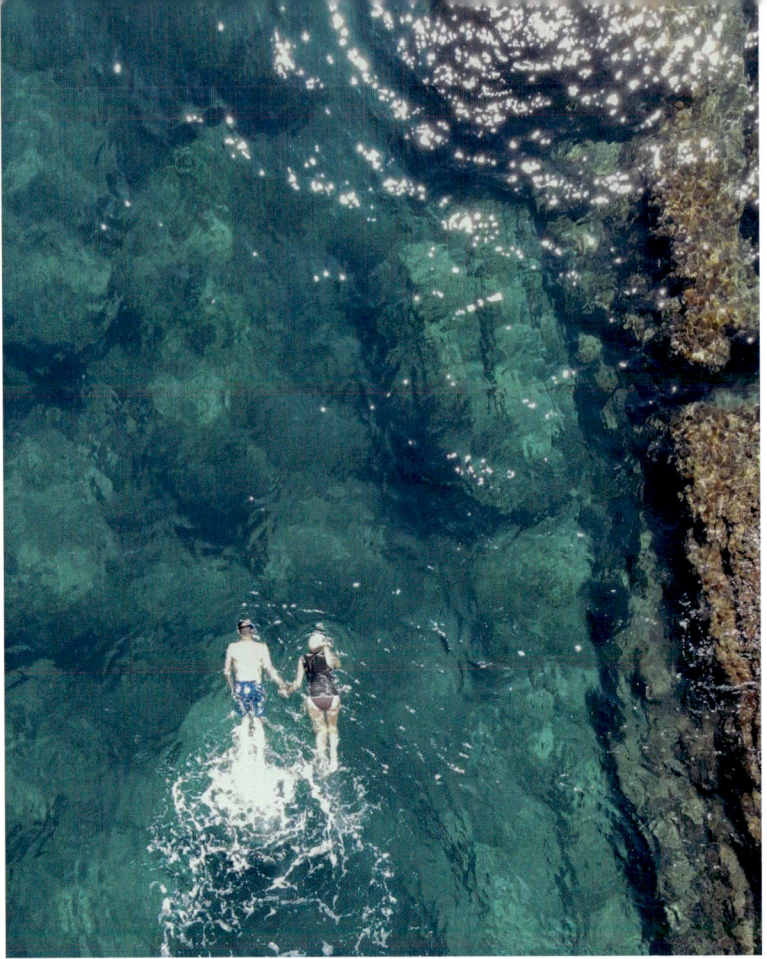

EL MAR. He podido sentir y disfrutar el mar como un rejuvenecimiento divino.

El nado sereno es un extraordinario placer. Veo destellos e imagino sigilosas voces, sobre todo de mis seres queridos. Es como un musical a través de la respiración. Burbujas, colores, olores, flora y fauna marina en su medio natural. Siento una libertad fresca y valiosa, una explosión de sensaciones.

Emergen los mejores recuerdos que me acarician con preciosa inocencia. Mirar el mar y respirar sus brisas.

Llevo casi cinco años tomándome un descanso cada verano, lo cual me ha permitido no pensar en mi enfermedad. El verano, una vez más, me ofrece el todo.

Otro regalo de la vida: ¡sumergirme en el mar y bailarlo a mi manera!

LA IMPORTANCIA DE LAS RUTINAS. Pasé de hacer veinticinco cosas al día sin sentirme realizada a encontrar plenitud con tres.

Las rutinas más sencillas, que antes ni contemplaba como tales, ahora lo son… ¡todo!

Realizo las rutinas con serenidad. Soy muy consciente de ellas y les doy el valor que merecen. Esos «poquitos», de repente, hacen crecer un gran sentimiento.

TIEMPOS. Paso días donde no hay tiempos. Percibes buenas sensaciones de vivir sin más. No hay pensamientos. No hay reloj ni obligaciones.

Observas y absorbes lo que tú misma decides.

Percibes la luz del amanecer y del atardecer para ser noche. Me fascina.

¡Qué interesante y placentero es respirar a conciencia y sentir que tienes la capacidad de llenar los pulmones! Siempre que hay dolor, exhalo muy despacio; es mucho más tranquilo y sigues concentrada.

Jamás olvidaré la calma. Donde estés, sea en bellos paisajes o en largas esperas, siempre hay algo para imaginar. Es precioso recordar un hermoso acuario que te sumerge, sentir el bosque que te revela la importancia de los diminutos seres vivos… Percibes humedad en la que destellan luces y sonidos alrededor.

Sentir y escuchar te permite ver.

Yo primero siento y después pienso.

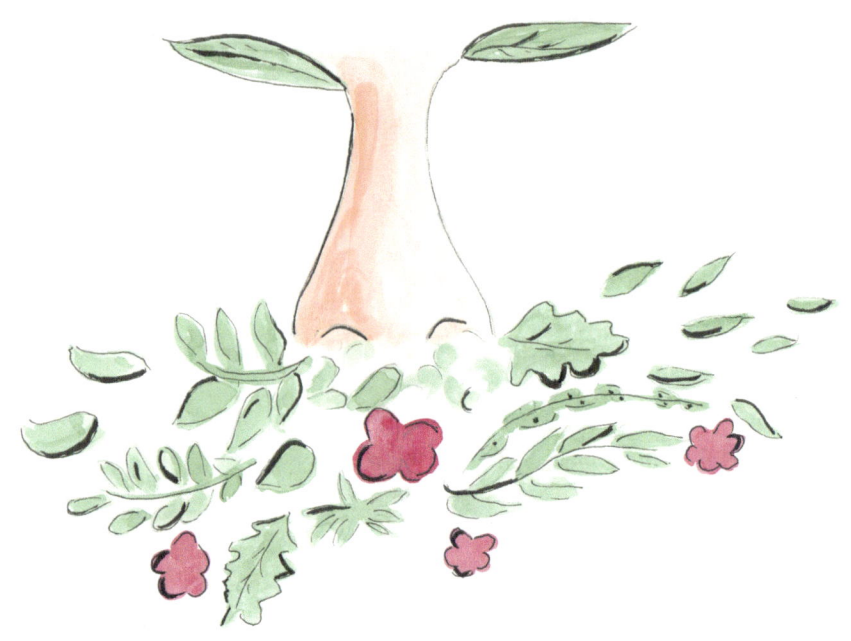

RESPIRAR. El temple del dolor… Respirar me ayuda enormemente.

Experimentar la capacidad de autocontrol se convierte en una herramienta clave para no tener miedo. Aprendes a manejar el dolor. Sabes en muchas ocasiones que tienes que sentirlo para que aquello funcione.

Respiras profundamente. ¡Te asombras de cuánto aire podemos inhalar y exhalar! ¡Otro gran descubrimiento!

Gracias a la rutina, controlo bastante las posibles preocupaciones que van surgiendo a mi alrededor.

Me introduzco en el yoga y aprendo la importancia de respirar bien. Mi cuerpo se estira, se relaja y responde.

¡Cuántas veces dejamos algo a medias por no seguir motivados! Aunque ya no practique yoga a menudo, no me levanto de la cama sin mis cuatro estiramientos. ¡Cuánto bienestar me generan!

Si algo me ha funcionado, es reconocer aquello que sí puedo adaptar al presente. Aunque sea solo sugestivo, es gratificante.

IV.
Houston

En el verano de 2019, tuve otra remisión de la enfermedad. La buena noticia nos permitió planear el viaje a Chile para finales de año desde México. Aunque dos días antes de partir me anunciaron que volvía a estar enferma, la doctora decidió que podía irme, porque el aumento de los blastos malignos era muy ligero y la medicación para volver a tratarme iba a tardar en llegar.

En Chile disfruté sin pensar. Allí empecé a vivir el minuto. «No hay tiempos para mí»: esta frase me la he ido aplicando en estos años porque si me pongo topes para curar mi enfermedad —que es algo que no depende de mí— me estreso.

No pienso en cuándo llegará lo que tenga que llegar. Lo único que quiero es que me avisen cuando sepan que mi tiempo se acaba. Que me lo digan. Por ahora, quiero vivir el minuto, como me ocurrió en aquel viaje a Chile, cuando no teníamos reloj, solo la luz de día y la oscuridad de la noche.

No quise perderme nada: vi colores, texturas, arenas infinitas, lagunas con el baile de los flamencos, piedras de todo tipo, dunas, el cielo más azul posible, millones de estrellas, cascadas, agua a borbotones, bosques jóvenes con su verde en máximo esplendor.

Jamás olvidaré la sensación de estar colmada, caminando por un bosque donde todo se movía: musgos, helechos, pájaros que correteaban. Una humedad que hacía que los destellos del sol estuvieran en cada lugar donde miraras. Todo crecía, envolvía y arropaba a esas montañas. Nos deplazamos más al sur, hacia el lago General Carrera donde se encuentran las Cavernas de Mármol, grutas inundadas que se pueden recorrer remando. Dentro de ellas, se acumulaban todos los destellos de los blancos, los azulados y los turquesas. ¡Era un espejismo! Los paisajes de Chile me parecieron de una belleza espectacular, plena, como sentía que estaba mi alma. ¡En aquellos lugares mi alma rebosaba! Estaba atónita de toda la energía optimista que tenía.

Durante todo el viaje, sin embargo, mi cuerpo sabía que seguía siendo vulnerable, que aún estaba con tratamientos, con revisiones. Nunca llega el «ya estás curada». Mi enfermedad es un misterio, pienso.

De hecho, cuando regresamos de Chile a México me ingresan en un hospital. Es mi tercera recaída y empiezo a desesperarme. Tengo una especie de nebulosa sobre esos días, pero recuerdo estar una vez en la habitación sin mi marido ni nadie de mi familia, rodeada de un grupo de médicos que me avasallaban a preguntas y yo sin fuerzas ni ganas para contar, de nuevo, lo que me pasaba.

Sigo ingresada, pero mi medicación no llega. La doctora me recomienda visitar a un especialista español, el doctor

García Manero, que lleva veinte años trabajando en el Anderson Cancer Center de Houston, un hospital mundialmente conocido para tratar esta enfermedad.

Son días contra reloj: mi doctora no quiere hacer nada sin que antes me haya visitado el doctor García Manero, pero tiene una agenda repleta. Pasan dos semanas hasta que nos confirman la cita, literalmente, de un día para otro. Preparo una mini maleta y, con Joan, volamos hacia Houston.

Me hacen pruebas durante tres días. Me acuerdo de estar boca abajo en el aspirado de médula (tan doloroso) y me comentan si, aprovechando la situación, quiero ser donante. «¡Sí, claro!». Y seguía agarrada y mordiendo la sábana. Fue todo un rato largo de dolor extremo. Camino hacia el aeropuerto, recibimos la llamada del hospital: ingreso inmediato.

* * *

Desde el primer momento en Houston le dejé muy claro al doctor que quería que me hiciesen lo máximo posible en los tratamientos, según fuera respondiendo. Y así se hizo: la terapia dura casi ocho meses. Los dos primeros, la pasé ingresada.

Un día, al poco de empezar el tratamiento, me caí cuando acababa de ducharme. El aviso PLEASE CALL, DON'T FALL![1] te lo encuentras por todas partes, yo no llamé a na-

---

1. En castellano: ¡POR FAVOR AVISA, NO TE CAIGAS!

die porque no sentí que me iba a desmayar; no vi estrellitas ni tuve sudores fríos. De repente, me encontré tumbada bocarriba, como una cucaracha, mirando la cortina del baño. Creí que no me había pasado nada. Me levanté, me sequé y me vestí.

Poco después se lo comenté al doctor y él no reaccionó tan tranquilamente: me urge hacer una tomografía computarizada (un *CT scan*) de la cabeza.

Me bajan a urgencias, donde hay mucho trasiego. Mientras espero, una pareja muy joven entra en uno de los espacios del cual estoy separada por unas cortinas. Ambos rondan los treinta años. Él tiene mucha fiebre, dolor abdominal y tiembla. Ella le seca el sudor con una gasa y delicados gestos. Se sienta en una silla junto a él y le hace caricias en el brazo. Él le susurra cosas de vez en cuando. Creo que le pide canciones. Ella las busca en su móvil y las escuchan juntos. Se emocionan y yo me emociono al verlos. A él lo trasladan a otro lugar por la urgencia de su fiebre. Ella hunde la cabeza entre las rodillas y solloza. Entiendo perfectamente su angustia y su amor.

Cuando vienen a buscarme, no puedo evitar extender mi brazo y apretar la mano de la chica con mi cariño y mis deseos de todo lo mejor. Nos cruzamos unas miradas de compasión y esperanza. No olvidaré jamás cómo nos soplamos besos que se entrelazan, deseando mejoras para todos y mucho sosiego.

El *CT scan* descubre que se me había formado un coágulo en la cabeza. Deben posponer el tratamiento y esperar.

Pasan los días, mi ritmo cardíaco es muy bajo. Yo insisto en que normalmente lo tengo bajo. Vienen especialistas que me hacen subir y bajar las piernas para observar si alcanzo los niveles normales. Les comento que siempre he nadado y me bautizan como *athlete*. Les digo, riendo, ¡que no exageren! Simplemente, lo he hecho como *hobby*.

Me tienen monitorizada y ahora también han puesto alarmas en las barandillas de la cama para que no intente levantarme sin avisar. Llevo una pulsera especial en la muñeca y toda la planta está alerta. ¡Soy la *risk fall* del décimo primer piso!

* * *

La quimioterapia hace que me quede, de nuevo, sin pelo. Me rasuré en el mismo hospital, ¡había una peluquería! Todos los que estábamos ahí esperando nos mirábamos con ganas de compartir lo que nos pasaba, y acabamos hablando entre nosotros. Recuerdo sentirme muy abatida porque llevaba muchas horas si comer; Joan me insistió en que cogiera unos caramelos que ofrecían en la peluquería y resultaron ser mi perdición. Me llené los bolsillos como una niña pequeña. Otra vez verme en el espejo, otra vez sin pelo. ¡Pero tenía mis gorritos!

Después de tres meses de tratamiento de quimioterapia, empiezo la terapia de radiación. La radioterapia tiene como objetivo destruir las células cancerosas o ralentizar su crecimiento al dañar su ADN. Cuando estas células dañadas mueren, se descomponen y, posteriormente, el cuerpo las desecha.

Me dicen que me van a aplicar radioterapia en la parte inferior de la columna dorsal (la zona coxis-sacra) y en el cerebro. Cuando me hablan del cerebro, se me ponen los pelos de punta. La doctora me explica por qué suele realizarse radioterapia ahí: el líquido cefalorraquídeo sube y baja por la espina dorsal y va al cerebro, de modo que, al ser un circuito cerrado, deben atenderse las dos zonas. La doctora también me informa que la radioterapia va a ser muy baja en dosis. En varias ocasiones, los médicos de otros países me han dicho que esta sería mi única solución para curar mi enfermedad, pero, también, que este tratamiento no siempre lleva al éxito y que lo que le sigue es el fallecimiento. Mi inglés es bastante bueno, pero no lo suficiente para entender todas las explicaciones técnicas que me dan. El doctor García Manero prefiere repetirme todo. ¡Agradeceré siempre su visita diaria, tan gratificante!

Pese a todo, tengo anécdotas divertidas por esos días: el americano tiene la facilidad de iniciar conversaciones en salas de espera, en las filas o en cualquier paseo. Una vez me encuentro con alguien que me pregunta: «*It sounds that you are from somewhere in Europe, don't you?*». Yo le contesto: «*Oh yeah, my visit is at 11:50!*».[2]

---

2. «Parece que usted es de alguna parte de Europa, ¿verdad?». Yo le contesto: «¡Oh, sí, mi visita es a las 11:50!».

Empiezan las sesiones de radioterapia.

La primera consiste en unas mediciones y rotulaciones en mi tórax. Luego me hablan de un molde, cuyo procedimiento no entiendo muy bien, pero digo que... de acuerdo. Es un molde en caliente que, al enfriarse, se convierte en tu sujeción para iniciar las sesiones de radio. Tiene forma de una máscara que envuelve tu cabeza, parte del tórax y hombros. Tiene unos pequeños orificios, como una malla, que te permiten respirar por la nariz. La boca y los ojos quedan completamente tapados. La fijación es extrema: el molde aplica una presión enorme.

Pienso que parece una escultura contemporánea.

Así hago veinticuatro sesiones, cada una dura entre cuarenta y cinco y sesenta minutos.

Es angustioso. A veces, según el humor que tengo, me siento algo confundida. Sin embargo, se supone que hago todo este tratamiento para evitar un segundo trasplante.

Pronto siento la actividad de la radioterapia en mi cuerpo. Mi piel se oscurece y noto cansancio. Tengo la esperanza de poder extinguir esas células que están tan enamoradas de mí.

Durante la radioterapia, ponen música, la que tú pidas, para que no te estreses. No te puedes mover ni un milímetro: te están poniendo radiación en el cerebro y ¡lo notas! Es muy bestia... Si te mueves, tienen que repetirlo. Tampoco te pueden dormir o sedar porque necesitan que el cerebro funcione durante estas sesiones.

El día que acabé el ciclo de radioterapia todos me aplaudieron, tocaron tres veces una campana y me hicieron una foto. Los americanos son divertidos y saben festejarlo todo. La verdad es que sienta bien poder escuchar risotadas, sentirse acogida con ese buen humor y esa esperanza. Son los genios de la motivación. Cuando, al principio, estuve ingresada en planta, me hacían caminar cada día y superar poco a poco mi récord: te dan premios como una bolsa de M&M's y un diploma por haberlo logrado. El hospital organiza actividades y tareas de forma que el día se te pasa volando. El 14 de febrero, Día de San Valentín, por ejemplo, dan una gran fiesta, *photocall* incluido, y hay enfermeras adorables que quieren posar contigo.

De Houston no voy a recordar la radioterapia ni la opresión del molde-máscara que únicamente me dejaba respirar por dos agujeritos a la altura de la nariz. Voy a recordar al equipo, siempre dispuesto a hacerme reír para que cada sesión fuera más llevadera.

* * *

Mi madre y mi hermana volaron a Houston el 12 de marzo de 2020 para estar conmigo unos días. Sin embargo, como al día siguiente cerraron los aeropuertos a causa de la epidemia del covid-19, tuvimos la suerte de pasar tres semanas juntas. El MD Anderson Cancer Center también estaba colapsado y me pidieron que durmiera en el apartamento que habíamos alquilado, cerca del hospital.

Joan teletrabajaba y yo daba largos paseos con mi madre y mi hermana por el precioso parque que separaba el apartamento del hospital. Las tres nos inventamos rutinas: hacíamos tablas de ejercicios, cocinábamos, conversábamos... ¡El tiempo se nos pasó volando! Pienso que tuve suerte de poder compartir con ellas esos momentos. Las tres llevábamos las mismas camisetas con el eslogan *Making Cancer History* (dejar el cáncer atrás). Muy a menudo venían mis hijos y estuvo muy entretenido.

Diariamente, las noticias se ocupaban de recordarnos una realidad que parecía ficción: un virus invasor nos acechaba en todas partes del mundo. Silencioso y letal, no había forma de acorralarlo. Todos éramos aún más vulnerables. Un escenario tan insólito como abrumador.

Al igual que muchos, yo también pasé unas semanas con ansiedad debido a la crueldad del virus y el tremendo número de fallecidos. Pensaba en sus familias. La pandemia me entristecía enormemente, aunque, en algunos aspectos, había cosas que me resultaban familiares como el parar obligatorio de las jornadas, antes frenéticas, sin esperar demasiada actividad diaria. Llevo años acostumbrada a vivir así: mi vida es *a cachitos*, mi cuerpo, después de una primera etapa, pasa a la siguiente. Por eso, no hablo de lo que va a pasar en «los próximos meses», sino que primero siento y, después, pienso. Insisto: no hay tiempos para mí.

Las semanas en Houston, debido al covid-19, son largas, cansadas. Los controles se han acentuado: los lugares están compartimentados, los recepcionistas están protegidos por separadores y mamparas. Para las pruebas y las sesiones de quimioterapia, se forman filas ordenadas por el distanciamiento social. Me hacen preguntas de rigor acerca de los movimientos y personas con quienes he tenido contacto con el objetivo de que este monitoreo facilite la prevención del coronavirus.

Cuando me acuesto, me gusta ordenar mis pensamientos. Leí que percibimos más de 60 000 al día. ¡Qué agotador! ¿Por qué tenemos tantos? ¡Yo solo quiero tener unos pocos! En esos momentos, intento despejar mi mente, pensar en algo que me dé tranquilidad para rezar, agradecer y descansar. Sin embargo, no lo estoy consiguiendo. Parece que he ido hacia atrás; me ha influido toda la ansiedad del coronavirus. Mi enfermedad se entremezcla con lo que pasa en el mundo y no le veo sentido a lo que estoy haciendo. Me pregunto si estoy luchando contra una corriente demasiado fuerte.

Los miedos existen. Hubo momentos en el hospital en Houston en los que las frases y palabras distorsionaban el silencio de mi pensamiento. Miedos como neblinas que trato de despejar para ver con claridad. Creo que es importante saber ser vulnerable y aceptarlo; el miedo nos hace ser más prudentes. Sin embargo, hemos de aprender a dosificarlo para que no perturbe nuestra vida. El miedo te descontrola y debemos retomar el control para aliviar nuestro sentimiento de estar a la deriva.

En aquellos meses en Houston viví momentos muy difíciles, como lo fueron las noches sin dormir con unas náuseas tremendas. Noches en las que te duele todo, pero no sabes cómo describirlo y los médicos no saben qué más recetarte.

Lo prueban todo. Una vez pasé varios días en la UCI y experimenté un profundo malestar. Sentía que no podía respirar. Todo mi sosiego se desvanecía frente a algo que no podía dominar porque la enfermedad no piensa en lo que hace ni en cómo te afecta.

En esa ocasión, perdí el norte. Mi cuerpo no podía más. Reproché a Dios que me abandonara y me dejara sufrir tanto. Mi hija me oyó decir que prefería morirme, luego me calmó. Con su voz siempre tan tierna, me susurró que al día siguiente lo vería todo distinto y que, cuando descansase, volvería a ser yo misma. Le pedí perdón. Me dije que no quería que volviera a suceder algo parecido.

* * *

¡He terminado mis sesiones de radioterapia! Tengo la piel irritada, herpes en los labios y aftas en la boca, pero ni lo pienso. Como que cada día algo va mejor y tengo una paciencia infinita. Estoy orgullosa de mí, de mi actitud y de mi buen humor.

Ahora entraré en una nueva fase de tratamiento. El doctor quiere evitar el segundo trasplante y va a probar con unas inyecciones de quimioterapia aplicadas en la columna vertebral. La idea es que funcionen para mantener la remisión de la enfermedad. ¡Ojalá! Las aplican tan bien que consiguen que no tenga miedo a esas inyecciones. Imagino que las agujas son grandes, pero yo no las miro: en estos años que llevo enferma no he mirado ni una aguja.

Traje ropa para un fin de semana y llevo meses viviendo aquí. Una vez le pedí ropa a mi hija. ¡Tenía ganas de verme bien! Recuerdo un día lluvioso y gris en el que me puse una camiseta color azulón y el gorrito del mismo tono. Necesitaba ver algo de azul y la camiseta me lo ofrecía. Me sentía guapa. ¡Qué sensación tan gratificante!

Solo cuando me miro al espejo me acuerdo de que estoy muy enferma, pero sigo teniendo el humor para hidratarme la piel, maquillarme, ponerme ese colorete que te levanta el rostro y ese rímel que tan bien me sienta. Tengo que decir que el tapa-ojeras es vital para no tener la mirada cansada. Con la enfermedad, envejeces a marchas forzadas, entonces maquillarme es todo un ritual.

En los últimos días en Houston, mi cuerpo ha dado un vuelco de energía positiva. Me confirman que parece que mis valores están remontando. ¡Necesitaba esta noticia! Joan lo celebra. No obstante, yo ando más cauta. Mi cuerpo sigue su curso y todo es imprevisible.

De hecho, en los días siguientes se confirma que necesito otra vez una transfusión de plaquetas. Para hacerla, me paso el día entero en el hospital. Recuerdo bien la pena que sentí en ese momento: tumbada en la cama, me paso la mano por la mejilla y noto la humedad de las lágrimas que confirman mi tristeza. Cuando llevas tanto tiempo enferma, empiezan a surgir preguntas: ¿Quién soy yo? ¿Cómo soy? ¿Cómo hubiese sido sin la enfermedad? ¿Me he vuelto fría? Me aterra pensar que no me importen otras cosas. Así que le digo al doctor que quiero saber mis tiempos. Es algo que realmente me preocupa: tener claridad de pensamiento para despedirme como quiero.

El doctor me insiste en que lo que pretende es curarme y que no me quepa duda de que me informará de lo que vaya a suceder. También me dice que en aquel hospital ya no me pueden hacer nada más y que puedo seguir el tratamiento en Barcelona. Después de varios meses en Houston, tomamos la decisión de hacer el traslado.

V. Barcelona, 2021 – actualidad

Volvemos a Barcelona. Después de treinta y tres años, Joan ha dejado su compañía americana y ahora trabaja para una empresa española. Mientras buscamos un piso para alquilar, nos instalamos en casa de mi madre. Joan se va unos días para hacer un tramo en solitario del Camino de Santiago. Yo voy a seguir mi tratamiento en el Hospital Clínic.

Como cada lunes, le pongo todas las ganas posibles al inicio de semana. Empiezan otra vez las pruebas y las punciones. Se detecta que el valor malo continúa presente.

En consecuencia, inicio las sesiones de quimioterapia y las combino con medicación. El Clínic ofrece atención domiciliaria en lo relacionado con analíticas, cultivos y curas. Es todo un lujo. Me van controlando continuamente.

Hay unas semanas en las que necesito plaquetas; en otras, sangre… y así sucesivamente. Después de varios ciclos, los doctores me plantean la opción de un segundo trasplante. La quimioterapia no ha sido suficiente y no puedo seguir más meses con este tratamiento.

Tengo una visita con la directora de trasplantes del hospital. Ella me habla muy claro del riesgo de un segundo trasplante y me pregunta si quiero asumirlo. Acepto. Inician unas semanas de profunda tristeza. Parece que llega el final y que debo estar como siempre he querido estar: preparada. Pero Joan y yo estamos desolados. El tiempo se nos detiene. Paso noches sin dormir bien y le pido a la doctora que me medique unas pastillas más fuertes para conciliar el sueño. Han empezado a realizarme las pruebas para verificar la capacidad de mis órganos y si puedo superar el riesgo que conlleva este nuevo trasplante.

Llevo un mes preparándome. Me siento cansada.

Es tal la incertidumbre que solo puedo seguir suspirando, como cada vez que me detengo delante de *Blau,* la obra del escultor Jaume Plensa, que nos da la bienvenida al entrar en el Clínic. *Blau* es el rostro de una niña que mide dos metros diez y pesa dos toneladas y media. Me transmite una profunda serenidad. Tras la pandemia, Plensa la donó al hospital en homenaje a los sanitarios.

A este escultor lo descubrí gracias a una de las madres de las cuatro niñas que murieron en ese horrible accidente de coche. Me contó que, una vez, después de morir su hija Julia, fue al estudio de Plensa y sintió una profunda conexión con él y su obra. A mí también me gustan las niñas de sus esculturas. La del Clínic, por ejemplo, me brinda paz y me da la bienvenida y un *hasta mañana* alentador. Aunque la veo cada día, todavía me puedo parar delante de *Blau* durante varios minutos. Tengo un vínculo con ella porque me hace pensar en este sueño eterno que vamos a tener todos y porque siento que vela por mí. Ver a *Blau* es como ir a misa para ver a tu virgen preferida; no quiero llamarla «Dios», pero sí que la veo como un ser celestial que me acompaña en todo.

Cuando tengo dolor o me hacen daño durante una prueba, pienso en cómo se mantiene aquella niña y traigo a mi mente las imágenes más bonitas mientras respiro. La respiración es mi base para remitir cualquier mal pensamiento o dolor y controlarme emocionalmente. Con las inhalaciones y exhalaciones, mi cuerpo se estira y se motiva. Respirar me ayuda enormemente. Se convierte en herramienta clave para no tener miedo y sentir la capacidad de control de una misma. Aprendí a respirar mejor a través del yoga que me enseñó una adorable profesora y amiga chilena. Anteriormente había probado algunas clases que me resultaron aburridas, pero con la actitud y dulzura de ella todo cambió.

Este hecho muestra la importancia y la diferencia que hace la persona con quien interactúas para aficionarte o no a algo. El pilates lo descubrí gracias a otra amiga en México y hasta hace poco lo pude retomar en Sarriá. Es increíble lo bien que te sienta verte frente al espejo, en un maillot de deporte oscuro y trasladarte a tus mejores épocas de estar en forma. Rejuvenezco, aunque sea solo una alucinación.

* * *

La enfermedad se va complicando y es como un tiovivo. No obstante, cada vez que llega una buena noticia, esta es recibida como tu lotería particular.

De hecho, tras una de las punciones mensuales, me reúno con los doctores y me manifiestan que mi valor malo ha bajado considerablemente. Cuando Joan y yo preguntamos a cuánto, nos dicen que... ¡no lo detectan! Nos quedamos atónitos. La sorpresa también fue para los doctores, que decidieron guardar en el cajón la opción del segundo trasplante. Para Joan y para mí fue como recibir una bomba de oxígeno, que nos devolvió la felicidad. Siempre prudentes, lo fuimos comunicando a muy poquitos allegados. Los primeros fueron nuestros hijos, Marc y Cris.

¡Mis hijos son mis héroes! Saben darme esos cuidados de amor joven, esos abrazos que por culpa del covid-19 tanto debimos reprimir. Recuerdo que, durante ese periodo, nos toqueteamos con los dedos de las manos y, cuando yo estaba en cama, con los pies.

Marc nació en Barcelona en 1996. Se adelantó un mes y Joan, que estaba Portugal, tuvo que volver a toda prisa para acompañarme durante el parto. Después, nos fuimos a vivir a Madrid. Marc lloraba mucho: se encanaba, tenía cólicos. Mi leche no le sentaba bien porque tenía icteria. ¡Empezó a dejar de llorar cuando lo llevé a una guardería! Estaba delante de nuestra casa, cerca de la plaza de toros.

Cris nació en Madrid, en 1999, con cuatro kilos y pico de peso. ¡Fue como ver un milagro! Nació redondita y con reservas, gracias a Dios.

Entre estos dos nacimientos, perdí un bebé. No fue el único aborto que tuve: después de Cris, quedé embarazada otra vez y también lo perdí. Era una niña, que se hubiera llamado Laura. Ocurrió justo cuando nos fuimos a Bélgica. No sé si la causa tuvo que ver con la cantidad de viajes y aviones, haber pasado por tantos médicos diferentes o si mi útero era vulnerable, como me sugirieron los especialistas. La verdad es que nunca me lo pudieron explicar. En ese último aborto, amanecí con toda la cama llena de sangre. Tuve la calma para lavarme, decirle a Joan: «Lleva tú a los niños al colegio, ya vendrás más tarde», y luego conducir hacia el hospital. Sé que es muy fuerte, pero nunca he querido dar pena; me he forzado a superar sola muchas cosas. De todos modos, fuimos siempre una familia y mis hijos han estado con nosotros en todos los destinos.

Cuando Cris llegó a México tenía catorce años. Era una *güera* con ojos verdes que debía ganarse a los compañeros de clase que llevaban juntos desde pequeños, cosa que consiguió a través del voleibol. En su etapa en México, lo pasó en grande hasta que, en el último año de colegio, el de su graduación, tuve que quedarme en Barcelona por mi enfermedad. Ella no quería volver a México, pero la convencimos. Luego empezó la universidad en Estados Unidos, donde estudió psicología.

Mis dos hijos son buenos amigos de sus amigos. Marc sigue en contacto con sus compañeros de escuela, aunque con los que más ha disfrutado son con los de la universidad americana en la que estudió. Son afines a la aventura y a conocer diferentes culturas por el mundo. Cris entabló buenas amistades en México y, especialmente, en Madrid. Allí, de los diez a los catorce años consolidó un grupo que sigue siendo el de sus amigas del alma. Se ayudan como hermanas, hacen lo imposible por verse todas, las cinco, siempre. ¡Son grandes luchadoras!

De mis hijos me encanta el buen corazón que tienen, una bondad que está por encima de la apariencia y las posesiones. Han estado rodeados de lo mejor, han ido a colegios internacionales y conocido a gente con mucho dinero, pero siempre han sabido situarse donde realmente se identifican. Cuando vivíamos fuera, evitábamos las extravagancias y procurábamos comer y hacer lo que se comía y hacía en el país donde estábamos. Ellos han aprendido esto.

Como toda madre, siempre me he preocupado de mis hijos, pero a raíz de mi enfermedad esta preocupación se ha acentuado. Cuando los observo, en estos últimos años, siento que les angustia el cómo me encuentro. Me gustaría adivinar sus pensamientos; seguro que son intensos y confusos. Me pregunto cómo puedo ayudarlos a respirar tranquilidad. En estos años he empezado a decirles cosas para cuando yo no esté. A veces se molestan, pero intento imaginarme qué harán, cómo van a seguir sus vidas, si sabrán conservar los valores y el buen hacer y, sobre todo, si serán capaces de ofrecer su cariño y recibir el de los otros.

Un día, me atrevo a dibujarles mi urna, el lugar donde poner mis cenizas. Sería de cerámica blanca, como una casita con amapolas pintadas tal y como mi madre me pintó unas cerezas en un vestido cuando era niña. Las amapolas son unas flores en las que me reconozco. No por el color rojo, que apenas lo uso, sino por todo lo que emanan. Son frágiles y valientes; aguantan erguidas todo el tiempo posible y, cuando se cansan, se desvanecen. Recuerdo que, en una de mis primeras salidas del hospital al inicio de mi enfermedad, mi hermano Albert y yo nos fuimos al Empordà en busca de un campo de amapolas. Lo encontramos y nos fundimos en un tapiz rojo.

A veces me pregunto qué les dejo a mis hijos y me respondo que les dejo mi persona, lo que he sabido aportarles en mi día a día.

Espero que sepan seguir adelante, que puedan encontrar el futuro que ambos han imaginado o tener la flexibilidad para aceptar otro. Lo más importante es que encuentren a quien amar y con quien compartir su vida con ilusión, que compartan su amor con todos los que quieran.

Yo, tras casi ocho años enferma, hace tiempo que no pienso en el futuro más allá de la próxima semana. Tengo la prisa de poder decir y transmitir todo lo que pasa por mi cabeza y mi corazón; quiero dejar un testimonio y por eso lo estoy poniendo aquí por escrito.

Mientras tanto, sigo con las «rutinas» disciplinadamente. Desde que estoy enferma son fundamentales para mí: pasé de hacer veinticinco cosas al día, sin sentirme realizada, a encontrar plenitud con tres. Las rutinas más sencillas, que antes ni contemplaba como tales, ahora lo son… ¡todo!

Sin embargo, me falta cumplir con algunos objetivos,

como dedicarme con más intensidad al voluntariado, que es algo que siempre he hecho desde joven. A veces, siento que hago poco, pero tal y como me recuerda mi madre: Haz lo que puedas, que es más que suficiente.

Una vez, una amiga me ofreció la oportunidad de dar testimonio para un reportaje sobre esa luz especial que puedes sentir aun estando enferma. Éramos cuatro testimonios, muy distintos, con diferentes tipos de cáncer, acompañados de ilustraciones y unas fotos preciosas. Los artistas dibujaron lo que veían en nosotras. La idea era ayudar a otras mujeres enfermas para que pudiesen inspirarse y seguir esperanzadas.

No obstante, eso no era suficiente para mí, así que, cuando volví a Barcelona, me presenté a la jefa de voluntariado del Clínic para ofrecerme en lo que necesitaran. Le hablé de mi experiencia y me dijo que quizás mi testimonio serviría en la Inther Unit, la Unidad de Ensayos Clínicos del Instituto de Hematología y Oncología del hospital. Allí hay pacientes y familiares que les gusta compartir esos ratos, a veces inquietantes y largos, en la sala de espera.

Cuando entro en la Unidad, voy con una bata. ¡A veces me confunden con una doctora! Tengo que vigilar porque hay enfermeras y médicos en consulta, y mi labor no puede ser la de dar consejos de medicina, sino explicar cómo se hacen las cosas allí y lo agradecida que estoy del trato que también recibo como paciente.

¿Cómo establezco el contacto previo? A veces les pregunto si quieren conversar. A veces lo sé tan solo mirándolos a los ojos.

La mayoría lo hacen. Al ser yo también una paciente, se identifican conmigo y las conversaciones fluyen, con delicadeza y prudencia. Por ejemplo, les explico mi experiencia con el Port-a-Cath,[3] que llevo desde hace dos años y es un dispositivo que a mí me resulta más cómodo que las punciones venosas. Sin embargo, lo que más les gusta a ellos es contar su recorrido, compartir lo que están viviendo.

* * *

¿Me ayuda mi fe en mi enfermedad? Tengo fe. Y necesito conectar bien conmigo misma para poder dar algo a los demás. Cuando me siento desorientada, necesito recogerme, encontrar mi centro para no caer en esa tristeza que te invade por todas partes y con la que no ves continuidad. Las prácticas del silencio siempre me han acompañado, no solo como creyente, sino también en mi vida diaria, en mis recogimientos, en mi nado continuo, en mis noches... Ya antes de la enfermedad estaba entrenada en el silencio, por lo que mis ingresos al hospital y mi aislamiento no han supuesto ningún drama.

Cada día entro en la capilla del Hospital Clínic. Estoy casi siempre sola, o con dos o tres personas más. Agradezco

---

3. Un Port-a-Cath es un dispositivo que proporciona un acceso venoso permanente; es decir, permite el acceso repetido al sistema vascular facilitando tanto la extracción de muestras de sangre como la administración de medicaciones, nutrientes o productos sanguíneos. Por lo tanto, reduce las molestias asociadas a las punciones repetidas o la incomodidad de un catéter externo.

tanto la mirada delicada y hermosa y la devoción que nos tiene la Virgen, estando allí para acogernos en cualquier momento. Las velitas son eléctricas, pero, cuando se encienden, las acaricio por encima del metacrilato e imagino sentir su calor.

Quizás soy algo comodona, pues aún no me he aprendido el rosario, pero me exculpo con otras formas de rezar, pensar y agradecer. Sigo rezando como siempre, por todo y por todos. Un día, a través de mi hermano Paco, hablo con Mossèn Ribot, que me recuerda la felicidad de la vida eterna: el no temer a nada y sentir el amor de Dios ante todo.

Doy y recibo el amor de Dios, pero no le pido que me cure, si no que me acompañe con su bienestar. Lo que tenga que ser... será.

* * *

No me pregunto sobre la muerte, pero sí me cuestiono cómo es que no entro en pánico ante la muerte.

Aunque sé que está cerca, no pienso en ella.

No creo que eso me haga más fuerte que el resto. Todos tenemos esta fortaleza en nuestro interior y no hace falta enfermar para enaltecernos aún más. Siempre digo que, por lo menos, el enfermar nos proporciona un nuevo recorrido, un camino en el que el reto es no decepcionar a nuestro propio ser y tratar de encarar lo que venga.

Al estar tan enferma, ves el mundo con otra perspectiva. Cuando soy testigo de tantas discusiones, conversaciones competitivas, rencillas y preocupaciones políticas, siento una profunda desazón. En mi opinión, es importante saber aislarse de los dramas.

Cada vez que me han dicho que algo es peligroso o que no puede funcionar, lo que me angustia no es morirme, sino no poder terminar las cosas que me quedan por hacer. Sigo siendo una soñadora, como me decía mi padre. Creo que esa es mi herramienta para seguir viviendo. He aprendido a vivir en un estado de aceptación tranquila de la enfermedad y… me gusta protegerlo. Quizás no vislumbras el futuro, pero sigues viviendo cada día; al final siempre encuentras templanza.

Mientras tanto sigo dando amor. Mi vida está hecha de compartir, ayudar y ser generosa. Mi vida es amor, y el amor que doy y que recibo es tan grande que me prepara para lo que tenga que venir.

La condición de amar te da un sosiego inmenso. Sin amar, no puedo vivir.

Epílogo.
Futuro

Noviembre de 2023. La familia está al completo en Barcelona, juntos. Cris tiene veinticuatro años y ya es licenciada en psicología. Vino el verano pasado, encontró un empleo en una empresa de recursos humanos y vive en casa. Marc dejó su trabajo en Chicago, en el que llevaba cinco años, y está cursando un MBA. Joan trabaja, como siempre, y yo voy casi cada día al hospital para hacerme controles, analíticas y tratamiento, o para ejercer como voluntaria.

Hoy el médico me ha hablado de un segundo trasplante. Me ha dicho que es lo mejor que me puede hacer y que lo puedo superar. Yo le he respondido: «¿Qué pasa si no hago nada?». Estos últimos meses he estado un poco aturdida. Muchas veces ya no sé ni cómo estoy. Siento que ha dado la vuelta el marcador. Quizás que ya toca que deje en paz a la familia porque estoy un poco cansada de arrastrarlos. Siento que ya me estoy distanciando de la realidad.

El doctor insiste, dice que puedo. Es una persona que me transmite seguridad, que me mira a los ojos cuando me habla, que me hace sentir siempre cómoda. Es alguien al que, si tengo alguna duda, siempre acabo preguntándole qué haría él. En este caso, me confirma que debo seguir adelante, y accedo a un segundo trasplante. La medicación ha avanzado mucho y va a ser distinto al primero. Es alentador que sea diferente y no repetir vivencias pasadas.

Entonces, descubro que mi única ansiedad es poder dejar mis pensamientos por escrito. Y, si sigo viviendo, hacerlo agradecida, una vez más.

En todos estos años he descubierto que la llave de nuestra existencia es descubrir algo nuevo cada día: percibirlo y... ¡vivirlo! Es una virtud que todos tenemos y que yo me he aplicado.

Este es mi mensaje: no esperes a que una enfermedad o una desgracia te hagan reflexionar sobre quién eres para cambiar tu vida. Descúbrete antes, por favor. Todos tenemos ese enorme tesoro interior, que es la posibilidad de conocernos y ejercer la bondad, de aceptar y poder seguir con serenidad el camino; no importa el intelecto, sino las ganas de saber quiénes somos y vivir acorde a ello, en paz con uno mismo.

Mi intención con estas anotaciones es llegar a cada uno de vosotros. Como seres humanos, somos bastante iguales y casi todo depende de nuestras acciones.

Empápate de lo que te emociona a solas o con otras personas. Exterioriza lo que sientes, no busques tener razón, explícate de la mejor manera posible y no pierdas el respeto. Compartir es tan necesario como saber con quién y dónde hacerlo para que aquello que compartes vuele con el viento sin ninguna mala interpretación. Todos podemos, si queremos, mantener lazos de unión. En nuestras manos está la capacidad de perdonar, dejar pasar y valorar lo que nos beneficia, sea pasado o futuro. Muchas veces no entendemos por qué cada uno tiene distintas maneras de valorar el mundo y entenderlo. Creo que es porque cada ser tiene su pasado, su educación, sus prioridades, y no las podemos dar por obvias. Ten mucha flexibilidad y acoge lo que te reconforta del otro. Nadie tiene una razón absoluta. Guarda como un cactus la energía que recibes.

Gracias por acompañarme. Faltarán días para agradeceros todo lo que me habéis cuidado.

Os quiero para siempre,

María

Agradecimientos

Agradecimientos a todos los que me habéis acompañado siempre animándome a que haga lo que sienta y lo comparta.

A **Joan**, mi marido, un hombre fascinante, valiente. Fiel a sus convicciones. Digno, noble. No imagino otra persona a mi lado. Lo quiero para siempre.

Mis hijos, **Marc** y **Cris**, tan distintos, pero con el mismo fondo, el de la sensibilidad, sobre todo por los demás. Los quiero con toda mi alma. Me dan mucha fortaleza, y sus amigos, también.

A **mi familia**: a mis padres, por su legado. Como seres humanos buenos, nos enseñaron los mejores pilares de la vida. Recordar a mi padre me da comprensión y aguante. A mi madre, un bálsamo para mí en situaciones adversas. Sin olvidar a sus amigas, siempre dispuestas a colaborar para investigar sobre la leucemia. A mi hermana Laura, pura eficiencia y todo amor.

A mis hermanos tan generosos, siempre atentos con sus esposas, esposos y familias. Siendo distintos, todos dispuestos a todo. Los quiero a todos para siempre.

A mis tíos, tías, primos y primas. Mi *tieta* Rosa María, un pilar en la familia. Eli, Elena, Carmen, María y Jaime y sus familias. Carmina, Mimi, Beth. Las quiero muchísimo. Y a sus hijos, también. Xavi y Silvia, otros primos tan queridos. A Roser, madre de Joan, y a su familia. A mis sobrinos, Mila, Tomás y Adriana, que son extraordinarios: Berta, su mamá, se ha ido hace poco tiempo al cielo. A Albert, amigo de Joan desde muy jóvenes. Recuerdo épocas felices en Canyamars con las hermanas de Joan, también con Clara, Pep, Albert y Betel.

En especial a mi tía Teresa y su hija María. Sus bendiciones y cuidados son puro amor. Encarna, entendiendo lo complejo con tanta delicadeza.

Agradecimientos a Eva Millet, mi editora, por tu interés en mi manuscrito y por presentarme a Jordi Nadal, fundador de Plataforma Editorial y a todo su equipo. Nacho, Alejandro, Raúl, Víctor, Montse, Irene, Laura, Sara…

Gracias a Víctor Küppers, a Laura, mi amiga del alma, a su hermana Mar, y familia.

A Mentes Expertas. Sin olvidar a Marina y Perico, por su interés y enfatizar de mi voluntad y persona.

Y a los doctores, por supuesto. Al doctor Jordi Esteve, una excelencia con todos los pacientes. Al doctor Francesc Carbonell, que siempre ha estado a mi lado a lo largo de los años. A la doctora Alex Martínez. A la doctora Karla Espinosa, mi médico en México, que agilizó todo a través de mi amiga también médico, Tessa Shöor. Me derivó al doctor García Manero, en Houston, otro excelente profesional. Al doctor Alex Bataller y a la doctora Rovira que lidera y coordina las grandes decisiones con el equipo. A la doctora Anna Pont y a todo su equipo. A la doctora Carmen Martinez, a la doctora Laura Rosiñol y a todos los médicos que han estado pendientes y acordándose de mi caso en diferentes etapas. Y, por supuesto, gracias a las enfermeras, a TODAS, de todos los hospitales que he estado. Y a las coordinadoras de diversas áreas imprescindibles en el Hospital Clínic: Anna Jover, Rosalía Claret, Carlos Gómez, Silvia Valverde, Núria Vilamajor. El director, Josep M. Campistol.

Agradecer a las personas voluntarias que he podido conocer y a los pacientes que han querido compartir.

Y, por supuesto, a mis amigas, amigos y a sus familias. Sin ellos, tampoco hubiera podido aguantar todos estos años. Personas con las que he encajado en diferentes momentos, regalos de la vida que ayudan a salir adelante. Por cuestiones de espacio (los agradecimientos originales eran… once páginas), no puedo nombrarlos uno a uno, sino por geografía: empiezo por **Barcelona** (amigos de la familia, del parvulario, del colegio y de la carrera, del trabajo, de los veranos... ¡De la vida!). Pero también, ¡y cómo!, ahí están los amigos de las etapas de **Madrid**, de **Bélgica**, de **Portugal** y de **México**. Personas generosas, dinámicas, que también lo dan todo: me acompañáis, siempre.

También quiero agradecer a las fundaciones que nos informan de los avances en la lucha contra el cáncer. Las fundaciones: Josep Carreras contra la Leucemia, Amics del Clínic y Cris contra el cáncer. Esta última con Lola Manterola al frente, a quien la vida le cambió cuando enfermó y superó la enfermedad. Junto a su esposo, crearon la fundación en investigación en diferentes lugares del mundo.

Importante para mí, aunque no los conozca a todos, a mis seguidores en Instagram, que siempre me mandan lo mejor.

Su opinión es importante.
En futuras ediciones estaremos encantados
de recoger sus comentarios sobre este libro.

Por favor, háganoslos llegar a través de nuestra web:

www.plataformaeditorial.com

Para adquirir nuestros títulos,
consulte con su librero habitual.

«*I cannot live without books*».
«No puedo vivir sin libros».
<small>THOMAS JEFFERSON</small>

Desde 2013, Plataforma Editorial planta un árbol
por cada título publicado.

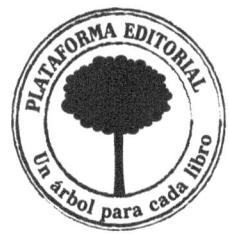